AGONIA

PAWEŁ KAPUSTA

AGONIA

WIELKA LITERA

Projekt okładki
Tomasz Majewski

Zdjęcie autora
Rafał Masłow

Redakcja
Agata Broma

Korekta
Halina Stykowska
Hanna Trubicka

Wielka Litera Sp. z o.o.
ul. Kosiarzy 37/53
02-953 Warszawa

Skład i łamanie
Piotr Trzebiecki

Druk
POZKAL

ISBN 978-83-8032-269-1

Dla Ingi

Spis treści

Trudno kogoś ratować,
gdy życie rozlewa się po podłodze
i kapie z piątego na czwarte piętro

2240,00 złotych (dwa tysiące dwieście czterdzieści złotych, zero groszy). Oto wypłata za ponad 80 interwencji w miesiącu, w tym wyjazdy do czterech ciężkich wypadków samochodowych, pięć reanimacji i cztery osoby własnoręcznie skradzione śmierci. Rachunek za ludzkie życie opiewa w Polsce na 14 złotych netto za godzinę.

Panowie, może wody?

Kod 1 oznacza jazdę na sygnale i najwyższy priorytet w pogotowiu, dlatego obskurny mercedes do jedenastoletniego chłopca gna ile mocy w starym, zjeżdżonym silniku. Zgłoszenie na 112, niskie ciśnienie, informacja od dyspozytora, zespół już w karetce. Najpierw w lewo w ulicę Sosnkowskiego, syrena wyje, później jeszcze raz w lewo, w Pużaka, samochody zjeżdżają z drogi. Mijają dwie, może trzy minuty od wyjazdu ekipy z warszawskiej stacji Ursus, gdy dyspozytorka na radiu wywołuje numer boczny karetki i wydziera się wniebogłosy:

– On się wam zatrzymał! Słyszycie?! On się zatrzymał!!!

W karetce Daniel, młokos, ledwie minął drugą dziesiątkę, w ekipie dopiero trzeci miesiąc. Mirek, drugi ratownik, to przy Danielu dinozaur – doświadczony, fenomenalny specjalista, którego ręce setki razy przywracały ludzi do życia. No i lekarka, osiemdziesięcioletnia. Wiedzą jest w stanie położyć na łopatki każdego profesora, ale czy akurat ona powinna wyjeżdżać do ratowania ludzi?

To stara kamienica, odrapana, wokół wąskie uliczki, jeszcze dodatkowo skurczone przez masę zaparkowanych wzdłuż samochodów. Karetka wyje, a jej rozpaczliwy ryk informuje sąsiadów, że za którąś ze ścian rozgrywa się dramat. Gapie jak sępy, zawsze trzeba wyjrzeć przez okno, zatrzymać się z wózkiem na warzywa i zerknąć, do której klatki przyjechali. Przy odrobinie szczęścia – zobaczyć, kogo wynoszą.

Na czwartym piętrze (windy brak) czeka ciasne mieszkanie, w mieszkaniu lament rodziców. Dzieciak z łóżka na podłogę. Jak nigdy Mirek tego nie robi, tak teraz pięć pierwszych oddechów wykonuje metodą usta-usta. Zero efektu. Podłączony monitor sygnalizuje asystolię (brak czynności elektrycznej serca). Jak w filmie – prosta linia i najgorsze rokowania. Daniel goni po resztę sprzętu do karetki, biegnąc po schodach, spotyka lekarkę, która ledwo człapie na górę. Młody wraca, chłopiec już zaintubowany, z założonym wkłuciem do szyi. Mirek działał.

– Michał, ten chłopiec nazywał się Michał – mówi Daniel.

– Pamiętasz coś jeszcze?

– Jego lodowate dłonie. I puste, otwarte podczas reanimacji oczy.

Pokój Michała jest przerażająco ciasny, dziecko leży między łóżkiem a stołem, reanimacja toczy się na samym środku dywanu. Dookoła rozrzucone zabawki: miśki, klocki, samochody, na stole rozstawiona kolejka. Zapewne godzinę temu Michał odprawiał tu pociągi, grał w piłkę, a matka krzyczała z kuchni, żeby nie kopał w domu. Daniel z Mirkiem walczą na zmianę, już 40 minut, brak efektu, trzeba podać adrenalinę. W mieszkaniu gorąco jak w piekle, pot kapie z czoła na dywan. Mirek koszulkę może już wykręcać, Daniel za moment będzie w podobnym stanie.

– Panowie, może wody? – pyta nagle matka patrząca na ratowników próbujących wyrwać śmierci jej syna. Rodzice, odkąd ich dziecko trafiło w ręce ratowników, nie mówią nic. Bije od nich spokój. Dopiero po fakcie Daniel zrozumie, jaki wymiar miały słowa zrozpaczonej, patrzącej na tę tragedię matki. Na wodę nie ma czasu, uciskanie klatki, tlen, raz, dwa, trzy, cztery, pięć… Wdech, wdech.

– Niech ktoś w końcu uspokoi tego jebanego psa (ujada w drugim pokoju)!

Na stole ta pieprzona kolejka… Nie ma efektu. Decyzja – odjazd do szpitala.

Wzory na spienionym mleku

– Jakie słowo najlepiej oddaje pracę w polskim pogotowiu?

– Upokorzenie.

Daniel kończy ratownictwo na Warszawskim Uniwersytecie Medycznym. Z bardzo dobrymi ocenami. Po otrzymaniu dyplomu (farmakologia, toksykologia, intensywna terapia i wiele innych – wszystko w małym palcu) musi się zatrudnić w kawiarni, znanej sieciówce, gdzie od razu dostaje umowę o pracę i wynagrodzenie w wysokości 18 złotych netto za godzinę. W końcu – po roku – znajduje robotę w zawodzie. Musi podpisać kontrakt oznaczający konieczność założenia własnej działalności gospodarczej.

Jako ratownik medyczny zarabia w Warszawie 18 złotych brutto za godzinę (14 zł netto). Zostaje przedsiębiorcą. Na fakturze: data sprzedaży USŁUGI (resuscytacji krążeniowo-oddechowej matki trójki patrzących na to dzieci), nazwa USŁUGI (użycie defibrylatora, założenie dziecku wkłucia, intubacja), wszystko to zgrabnie określone jednym kodem w Polskiej Klasyfikacji Działalności: 86.90.B – działalność pogotowia ratunkowego.

Sam musi opłacać ZUS (dwa lata preferencyjny, czyli około 500 zł, później 1200 zł), do tego jeszcze podatek do urzędu skarbowego. Na rękę zostaje mu 1500 złotych. Robiąc kawę, jedyne ryzyko, jakie podejmuje, to popsucie wzoru serduszka na spienionym mleku. W karetce błędna decyzja może zabić pacjenta. Na serduszkach zarabia jednak więcej niż na prawdziwych sercach, z konieczności utrzymuje więc dwie prace. Po dwudziestoczterogodzinnym dyżurze w karetce jeździ na Dworzec Centralny i przez osiem godzin pyta:

– A może ciastko do tego espresso?

Na samochód go nie stać. Mieszka przy ratuszu na Woli. Żeby dojechać na dyżur (system pracy od 7 do 7), wstaje o 5. Najpierw – jeszcze solidnie zaspany – autobusem do centrum. Później przesiadka i kolejnym – 517 – kierunek Ursus-Niedźwiadek. Słuchawki w uszach, zawsze energetyczna muzyka. To jedna z jego pasji. Nie gra na żadnym instrumencie, ale kolekcjonuje płyty. Wszystkie zaoszczędzone pieniądze przeznacza na koncerty. Słuchał Toni Braxton w Moskwie i Mary J. Blige we Frankfurcie.

– Pamiętam, jak po reanimacji dziecka słuchałem utworu *Pulse*. Gdy teraz słyszę ten kawałek, mam ciarki. – Kiedy mówi o muzyce, widać w nim błysk.

Pochodzi z Orzechówki na Podkarpaciu. Czy Orzechówka jest z niego dumna?

– Nie wiem.

– Po co to robisz?

– Kawę robię dla pieniędzy, życie ratuję z pasji.

Kilka nieświadomych uścisków

Wydostanie się z mieszkania to przedsięwzięcie karkołomne. Daniel niesie Michała. Aby opuścić pokój, musi wsunąć się do łazienki. Mirek w korytarzu trzyma sprzęt. Wszystko ostrożnie, delikatnie, żeby nie naruszyć rurki intubacyjnej.

– Za długo jest bez ucisku. – Mirek wie, co mówi.

Po schodach biegną. Jedno, drugie, trzecie piętro, karetka czeka przed wejściem z gotowymi noszami. Daniel ostrożnie kładzie dziecko i wraca do uciskania. Michał zimny, z życiem na ostatnim zawiasie. Nie mogą ruszyć, bo jakiś kompletny idiota zaparkował w taki sposób, że zablokował stojącą na włączonej sygnalizacji karetkę. W końcu jadą. Syrena, samochody na Pużaka łapią w korku centymetry chodnika. W karetce wciąż rozpaczliwe próby. Daniel nie czuje już rąk, ale teraz walka toczy się już jak w transie. Trzy, cztery... Wdech... Rurka od respiratora wypięła się od rurki intubacyjnej, a młody nie ma jak się oderwać od uciskania klatki piersiowej.

– Niech mi pani pomoże, niech pani włoży z powrotem tę rurkę! – krzyczy do matki.

– Jaką rurkę, o co chodzi?! – Matka jest skołowana, ale jaka ma być, skoro na jej oczach gaśnie jej jedyne dziecko?

Daniel sam podłącza ponownie respirator. Na SOR-ze czeka już kolejna ekipa, następne 20 minut. W poczekalni rodzice w proszku, co chwila dopytują, co się dzieje z ich synem. Daniel i Mirek też czekają, choć nie mają takiego zwyczaju. Są mokrzy, zmęczeni. Wychodzi lekarz, otwiera szeroko drzwi i mówi:

– Proszę posłuchać, to bije jego serce.

Udało się.

Kilka nieświadomych uścisków i Daniel z Mirkiem wracają na stację. Uzupełnienie karetki, dwie minuty i kolejne wezwanie. Dziś będzie ich jeszcze dziesięć.

Naprawdę zgrabna pętla

Informacja od dyspozytora jest mglista. Jakaś próba samobójcza, jakiś nastolatek, oto adres. Ale żyje? Tabletki?

Żyletki? Nie wiadomo. Dobrze, że rodzina choć adres zdołała wykrzyczeć w słuchawkę. A czarny scenariusz to też jakiś scenariusz. Dyspozytor nie ma wolnej „eski" (karetki specjalistycznej z minimum trzyosobowym składem, w tym z lekarzem, wysyłanej do najcięższych przypadków), więc na miejsce jedzie Marlena z Grześkiem, ekipa karetki „P" (podstawowej, z zespołem dwuosobowym, bez lekarza).

Bogate domy z bogatymi właścicielami, bogato zdobione ogrody, wysokie żywopłoty i bogato wyposażone samochody na równo ułożonych podjazdach sugerują, że mieszkańcom tej dzielnicy w życiu się udało. Dźwięk syreny odbija się tu jednak od dachów tak samo jak od starych kamienic, a sąsiedzi w koszulach z gościem na koniu grającym w polo wyglądają zza firanek w podobny sposób jak mężczyźni z praskich bram z letnią, gołą klatą. Ktoś stoi na podjeździe, macha, podbiega i się zatrzymuje. Płacze, krzyczy, choć przecież nic nie słychać, bo syrena robi swoje. Okej, to tutaj.

Marcel musiał poświęcić długą chwilę, żeby udało mu się zawiązać na linie tak zgrabną pętlę. Później trzeba było ściągnąć worek treningowy, odstawić go pod okno, a taboret – pod oczkiem w suficie. Lina przez oczko. Gdy bujał taboretem, a po sekundzie 20 centymetrów nad ziemią żegnał się z życiem i domową siłownią od ojca, rodzina wracała z zakupów i wjeżdżała na ostatnią prostą do domu. Reakcja: ojciec – nóż, pierwsza walka, wdechy, uciski. Siostra – telefon, chaos, pogotowie i krzyk do syreny na podjeździe. Matka – chaos.

– Ratujcie go, ratujcie!

– Gdzie?

– W piwnicy! Ma dopiero 17 lat!

Marlena z Grzegorzem podejmują walkę. Uciski, wdechy, uciski. Między jedną a drugą serią – wezwanie wsparcia.

– Doślijcie nam „eskę"!

I dalej walka, uciski, lament matki, krzyk siostry. 20 minut – dojeżdża „eska". 40 minut – walka. 74 minuty – Marcel, lat 17, leży pod oknem, tuż obok worka (sam ściągał), nie chce dać nadziei.

– Próbujcie, defibrylator, defibrylatorem próbujcie! – to ojciec. Siostra – chaos. Matka – chaos.

Babcia mówi na mnie doktór

Osobie z miasta trudno zrozumieć dziewczynę, która za wszelką cenę całe gimnazjalne i licealne życie chce uciec z Sopotu do Warszawy. Tak na stałe uciec. Trudno zrozumieć chłopaka, który mimo pięknych gór za oknem rodzinnego domu chce do stolicy. Marlena chciała i uciekła.

– Rodzina mnie nie rozumie. Mówią mi: przecież pochodzisz z tak pięknego miejsca, po co ci ten warszawski beton? A dla mnie rodzinne okolice to szare, chmurne miejsce. I bez perspektyw. Robiłam wszystko, żeby uciec, i mi się udało.

W Warszawie kończy filologię angielską, ale nie może znaleźć dobrej roboty. Pracuje w fast foodzie w centrum.

Kanapki, ocean chrupiącej panierki, morze coli z dystrybutora, rzeka ludzi w kolejkach. W czwartek o 8, jak zawsze, wszyscy wpadają po poranne frytki i kawę. Ktoś zamawia, Marlena odwraca się do podajnika i słyszy, że za jej plecami dzieje się coś strasznego. Kolejny obrót, kolegą miota atak padaczki. Co klient, to inna rada: Daj mu coś w rękę! Coś w zęby! Trzymaj go! A dziewczyna nie wie, co poza krzykiem na zaplecze może zrobić. Tydzień później uczy się już na ratownika.

– Rodzina jest ze mnie dumna. A babcia mówi na mnie doktór. Na lekach się znam, wiem, jak się zachować, ale jaki tam ze mnie doktór.

Twoja kolej

O chłopca walczyłeś 74 minuty. O Marcela, lat 17, leży pod oknem, przy worku (sam ściągał). Wstań, popraw spoconą bluzkę, zdejmij gumowe rękawiczki, popatrz w oczy ojcu (nóż, wdechy, defibrylator), siostrze (telefon, podjazd, chaos), matce (chaos) i powiedz:

– Lekarz o godzinie 17.23 stwierdził zgon.

Czas, start.

Jak nie mięknąć

Widoki są czasem przerażające, zdarzenia – dewastujące psychikę, a ochroną możesz być jedynie sam dla siebie.

W wakacyjną piątkową noc Daniel modli się o spokojny dyżur, bo w sobotę wesele przyjaciół. Modlitwy docierają jednak co najwyżej do Boga, bo dyspozytor nic o nich nie wie.

– Wypadek, tramwaj, bmw.

W lewo, w lewo, w prawo, syrena. One połamane, zakleszczone w czymś, co jeszcze mgnienie temu było sportowym autem. Ale żyją. On (ponoć on) nie żyje. Musi nie żyć, bo uderzenie sprasowało go ze szkłem, metalem, kierownicą, deską rozdzielczą. One do szpitala, on w ostatnią drogę. Daniel w garnitur, lakierki i na wesele.

– Na szczęście szybko wypieram takie obrazy. Nie boję się, gdy jadę na miejsce. Działamy jak automaty – mówi.

Marlena sprawia wrażenie osoby, której nie rusza zupełnie nic.

– Nie ma niczego, co tkwi w mojej pamięci, co boli, nie daje spokoju. Nie przejmuję się, nie zabieram roboty do domu – mówi i dodaje: – Bez pancerza, który sami sobie tworzymy, w tej pracy nie da się wytrzymać. Bez pancerza ratownicy wpadaliby w alkoholizm albo popełniali samobójstwa. Nie mamy przecież zapewnionej pomocy psychologa, jak nasi koledzy z Zachodu.

Ale Marlena na dnie pamięci też ma historię, która zabolała i która od czasu do czasu wraca. Wezwanie do kobiety z nowotworem. To był już jej koniec, wszyscy w mieszkaniu o tym wiedzieli, ale gdy odeszła, trzymając Marlenę za rękę, coś ukłuło.

– Bo moment przejścia jest najtrudniejszy.

Myśli frunące przez głowę

– Gówno prawda!

Wiecie, ile razy Danielowi zdarzyło się to słyszeć w odpowiedzi na stwierdzenie, że ratownicy narażają swoje życie, aby ratować innych? Wiele.

Swoje 24 godziny dziś wyrobił i nie powinno go już być na stacji. Wyjeżdżał 14 razy, reanimował, uspokajał, wkłuwał, dobierał leki, nie spał sekundy. Siedzi na stacji, myśli o łóżku i pyta sam siebie: gdzie do cholery jest zmiennik? A tego nie ma ani o 7, ani 27 po, spóźnia się. Wezwanie, jak na złość. Kod 1, musi wyjechać 15 raz.

To chyba czwartek, na sto procent wakacje, słońce nęka mimo poranka. Drzwi – zasunięte, syrena – włączona, ekipa – gotowa, jadą. Za kółkiem Andrzej, też medyczny. Obok Natalia, młodziutka ratowniczka, świeża, ale ambitna. Ile wiadomo? Mężczyzna, brak kontaktu, obfite krwawienie, ponoć narkoman. Ogromny mrówkowiec już tętni życiem, ludzie zbierają się do roboty, ruch spory. Kilka pięter sprintu w górę. Wianek sąsiadów, drzwi otwarte, on leży. Godzina 7.40, to tu.

Komenda: – Proszę państwa, proszę zrobić miejsce, proszę się odsunąć!

Nagi, lat może ze 30, raczej nie więcej, w korytarzu leżą obok siebie – on i strzykawka. Kilkanaście minut temu szukał igłą przyjemności, skłute ręce odesłały go do pachwiny. Zbuntowała się tętnica, więc krwi jest tyle, że przydałyby się kalosze.

Komenda: – Młody, tu jest za ciasno, dawaj go na klatkę!

Andrzej ciągnie chłopaka, Daniel pomaga, Natalia patrzy, jak bezwładne nogi zostawiają na posadzce bordowe smugi. „Eska" jedzie na pomoc.

Andrzej uciska, Natalia intubuje, Daniel zakłada wkłucie doszpikowe. Sąsiadka wychodzi z naprzeciwka, pewnie po bułki, sopocką i truskawkowy dżem, ale zerka na akcję i zawraca. Musiał jej minąć śniadaniowy apetyt. Wszędzie bordowo, Daniel wymienia rękawiczki, ale to na nic, bo po chwili znów całe są we krwi. Bierze ampułkę adrenaliny – tempo, tempo, szybciej – zgniata ją w palcach. To nic, bierze następną, podaje. Walczą, drugą karetką na miejsce dociera lekarz. 8.20 – taką godzinę wpisze w kartę zgonu. Ekipa zrobiła wszystko, co mogła, ale trudno kogoś ratować, gdy życie rozlewa się po podłodze i kapie z piątego na czwarte piętro.

Daniel ściąga rękawiczki, widzi i łączy puzzle. Ampułka...

– Kurwa... – to jedyne, co jest w stanie z siebie wydusić. Kciuk poważnie skaleczony, skóra przecięta.

Jak sądzisz, jakie myśli fruną wtedy przez głowę?

Prosto z miejsca zdarzenia jedzie do szpitala zakaźnego, robi testy i przez kolejne 30 godzin nie może się wyzbyć widoku leżącej we krwi strzykawki. Zanim otrzyma wynik testu, w internecie o HIV i AIDS przeczyta tyle, że sam mógłby napisać o tym książkę. Zdjęć woli jednak nie przeglądać. Następnego dnia wyniki – czysto, ale jak najszybciej musi zacząć terapię przeciwko wirusowi HIV.

– Leki są bardzo mocne, na pewno pan to odczuje – mówi lekarka.

– Dobra, ja już nie takie rzeczy... – odpowiada z pewnością siebie.

Leki są bardzo mocne i Daniel to odczuwa. Dosłownie ścina go z nóg. Dostaje takiej biegunki, że rozwiązaniem idealnym byłaby przeprowadzka na stałe do toalety. To jednak niemożliwe, bo trzeba jechać na kolejny dyżur. Po trzech dniach jest już komfortowo, bo zostają tylko mdłości i ból głowy. Kończy terapię, wynik: narkoman na koniec swojej burzliwej przygody z życiem niespodzianki Danielowi nie zostawił.

Gówno prawda?

Śniadanie na obiad, obiad – na kolację

Nie ma czegoś takiego, jak normowany czas pracy, kawowe kwadranse, obiadowe okienka, zupa dnia. Daniel wyskakuje z 517 na przystanku Sosnkowskiego o 6.32, cofa się 150 metrów, skręca w lewo i zachodzi do Galerii Wypieków. Panie otworzyły pięć minut temu. Dwie bułki na słodko, trzy uśmiechy i na stację. Przy odrobinie szczęścia bułki zje na śniadanie.

Ale dziś szczęścia nie ma – sprawdzenie karetki, uzupełnienie leków i sprzętu i od razu pierwszy wyjazd. Później drugi, trzeci, czwarty. Bułki je na obiad, a obiad na kolację, między dziewiątym a dziesiątym wezwaniem. Ulubiony „chińczyk" z pudełka na wynos. Ryż smażony z kurczakiem, sos łagodny, plastikowe sztućce (widelec, no przecież, że bez noża), jedzenie na szpitalnych noszach.

– Wiem, że to niehigieniczne, ale jeśli nie zjem tak, to nie zjem w ogóle – mówi.

Kolejne wezwanie w połowie pudełka, dokończy w nocy. Jak szczęście dopisze.

No pewnie, że są noce, w których wezwań jest mniej, dzięki czemu można się odrobinę przespać, odpocząć, usiąść – ale to rzadkość. Są też dyżury, podczas których trzeba wyjeżdżać aż 19–20 razy. To Daniela rekord.

– Fizycznie to było niesamowicie trudne. Ostatnie wyjazdy wyglądały tak: „Jedzie pan z nami? Jeśli tak, to zapraszamy do karetki, jeśli nie – do widzenia" – wspomina.

Miesięcznie w pogotowiu pracuje około 200 godzin, zdarzają mu się trzydziestosześciogodzinne dyżury. No i pół etatu w kawiarni. Biega z jednej pracy do drugiej. Jak ma wolny dzień – śpi. Zna osoby, które w pracy na stacji spędzają kilka dni z rzędu. Jego kumpel w sześć lat etatowo przepracował piętnaście. Kredyt, Mieszkanie dla Młodych, co poradzisz.

No i ten kontrakt, czyli nie ma urlopów, nie ma L4. Czasem do roboty jeździ z trzydziestodziewięciostopniową gorączką. 30 grudnia ma dobowy dyżur na stacji, w sylwestra od razu z dyżuru leci do kawiarni, 1 stycznia na kolejny dyżur dobowy w pogotowiu. Co to kogo interesuje, że dopadł go wirus? Nie załatwił sobie podmianki, to niech wsiada do karetki i nie marudzi. Wychodząc od pierwszego pacjenta, wymiotuje na drzwi bloku. Jadąc z kolejnym w karetce, wymiotuje do reklamówki.

– W wieku 24 lat mentalnie czuję się czterdziestolatkiem – mówi.

To nie jest tak, że zmęczenie nie odbija się na pacjentach. Daniel stara się zachowywać profesjonalnie, ale jest rozdrażniony, w duchu przeklina wszystko i wszystkich.

W gorący dzień wezwanie do starszej pani, otyłej. Tak otyłej, że jest zbyt duża, aby znieść ją do karetki. Zespół nalega, żeby zeszła sama, atmosfera napięta, nerwy, środek bardzo ciężkiego dyżuru. W końcu idzie. Ledwo mieści się w karetce. Danielowi puszczają nerwy.

– Proszę tutaj usiąść! Czego pani nie rozumie?!

Kobieta siada, karetka rusza, mija chwila, kobieta osuwa się na ziemię.

– Stójcie, kurwa, ona się zatrzymała!

Akcja, reanimacja, karetka na sygnale do szpitala. Kobieta umiera na SOR-ze.

– Ostatnie słowa, jakie usłyszała w życiu, to moje: „Czego pani nie rozumie?!".

Marlena zna osoby, które pracują po 300 albo 400 godzin w miesiącu. To ludzie permanentnie przemęczeni, zirytowani, rozdrażnieni. Ale jeśli muszą? Potrzebują pieniędzy? Marlena nie ma rodziny, dyżuruje co czwartą dobę, pracuje 192 godziny w miesiącu. Zarabia około 3 tysięcy złotych, ale brutto. Jest oczywiście na kontrakcie. ZUS, urząd skarbowy, nietrudno obliczyć, ile z tego zostaje.

Anglia przyjmie wszystkich

Daniela, dziś 26 lat, nie ma już w Polsce. Mieszka w Oxfordzie, jest w trakcie szkolenia. Jeszcze trochę czasu minie, zanim zacznie pracować jako pełnoprawny ratownik w angielskim pogotowiu, ale posiadanie tylko jednej pracy to dla niego prawdziwy luksus. Podczas zajęć przygotowujących do podjęcia pracy rozmawia z miejscową ratowniczką.

– W Warszawie dyżurujemy w systemie dwudziestoczterogodzinnym, niektórzy pracują czterysta godzin w miesiącu – mówi.

Reakcja – wielkie oczy. Dwa dni później wszyscy znajomi ratowniczki nie mówią o niczym innym, takiej ciekawostki i tematu do rozmów nie podsunął im jeszcze nikt.

Daniel ma prosty pomysł, którego w Polsce nie był w stanie zrealizować: jedna praca, czas na relaks, podróże, koncerty. Marzy mu się powrót do ukochanej Moskwy i podróż koleją transsyberyjską.

– No i samochód kupiłem.

Marlena też wyjeżdża z Polski, praca w angielskim pogotowiu już na nią czeka, musi jeszcze tylko zrobić prawo jazdy kategorii C. Wszyscy wyjeżdżają: lekarze, pielęgniarki, ratownicy.

– Ratownicy z Polski są najlepiej wykształceni w Europie, a pieniądze, jakie dostajemy, są nieproporcjonalne do tego, ile musimy się uczyć i jakie czynności wykonujemy. Każdy ratownik w Polsce ma czterdzieści dziewięć leków, które może samodzielnie podać. Wcześniej było ich dwadzieścia siedem, ale non stop dokłada się nam obowiązków. A nie idą z tym w parze żadne dodatkowe pieniądze, podwyżki. 18 złotych za godzinę, 14 złotych netto, to jest po prostu żart z poważnych ludzi... Przecież kierownik zmiany w McDonaldzie zarabia więcej. W ostatnim roku wyjechało już trzech moich znajomych. Gdy powiedziałam mojej kierowniczce, że wyjeżdżam, spytała: „Jak możesz mi to robić?". Mogę.

Nie musisz być dobry, musisz być tani

– Okleiliśmy karetki, nosimy koszulki. Mam jednak wrażenie, że strajk taksówkarzy zrobił większe wrażenie na społeczeństwie – mówi Marlena.

Jeśli nie słyszeliście – ratownicy od dłuższego czasu walczą o poprawę warunków pracy: podwyżki takie, jakie otrzymały pielęgniarki, finansowanie szkoleń i udzielanie urlopów szkoleniowych przez pracodawcę, zatrudnianie jedynie na umowy o pracę, eliminacja zatrudnienia na umowy cywilno-prawne. To i tak tylko niektóre z postulatów zgłoszonych do Ministerstwa Zdrowia.

– Nasz strajk nic nie da. My od pacjentów odejść nie możemy, zbyt duża odpowiedzialność na nas spoczywa. Zawsze słyszymy ten sam argument: nie mamy na was pieniędzy. Żeby coś się zmieniło, musielibyśmy się chyba zwolnić z pogotowia – mówi Marlena i dodaje: – Prawda o polskim pogotowiu jest niestety bardzo smutna. Aby w nim pracować, nie musisz być nie wiadomo jak wykształcony, nie musisz posiadać rzucającej na kolana wiedzy. Wystarczy, że jesteś tani.

Wezwanie, informacja od dyspozytora.

– Sorry, muszę lecieć.

Najpierw w lewo, później prosto. Syrena wyje, samochody szukają pobocza. Kod 1. Marlena jedzie na pomoc, tylko kto pomoże Marlenie?

Niektóre imiona zostały zmienione.
Tekst został opublikowany w *Magazynie Wirtualnej Polski*.
Reportaż otrzymał nagrodę „Newsweeka" im. Teresy Torańskiej w kategorii „Najlepsze w Internecie".

Nic się przecież nie należy

– Przy Narodowym Funduszu Zdrowia działa komisja decydująca o przedłużeniu bądź skróceniu ludzkiego życia. Pacjent od decyzji odwołać się nie może, może tylko czekać. My z synem czekaliśmy półtora roku. Później Maciek na naszych oczach udusił się we własnym pokoju.

– Syna nie ma już z nami, ale wciąż tkwi w nas krzywda, której doświadczył. Walczymy o prawdę. Mamy nadzieję, że po wyroku Trybunału Praw Człowieka w Strasburgu nikt już nie zazna podobnej niesprawiedliwości.

Serca starte na okruchy

Karetka przywiozła Maćka ze szpitala do domu we wtorek. Lucyna po księdza poszła w środę. Respirator podkręciła na maksymalne obroty w czwartek. Gdzieś pomiędzy powiedziała dzieciom, żeby były gotowe. Sama krążyła między obłędem a rzeczywistością. Raz leciała w otchłań matczynej rozpaczy, tonęła we własnych łzach, raz po ziemi stąpała twardo i parła do przodu jak taran. Ssak, wydzielina z respiratora, leki, ssak, wydzielina, leki, podanie pokarmu, przetarcie walczącemu o każdy oddech synowi czoła mokrego od potu – całodobowa opieka. W piątek o 7.50 zajrzała do pokoju. On zrobił się siny, a ona blada.

– Wtedy jeszcze odbił, złapał dech. Oczy miał już zamknięte. Byłam rozbita sytuacją, roztrzaskana. Z Maćkiem został mąż, a ja będąc na skraju załamania, ledwo łapiąc kontakt z otoczeniem, poszłam do pracy. Gdy wróciłam, syn był spokojny. Myśleliśmy, że mu się poprawi, że na jakiś czas będzie dobrze, ale to była tylko cisza przed burzą – mówi Lucyna.

Po obiedzie poszła z dziećmi umyć Maćka. Znów się zaczęło. Coraz mocniej i mocniej, i mocniej. Stała nad synem, odsysała wydzielinę, ścierała pot. Całym nim rzucało. Rodzice czuwali. Mijały kolejne godziny, o trzeciej w nocy przymknęła na kilka sekund oczy. Na równe nogi wyrwał ją pisk respiratora.

Są takie obrazy, które potrafią rozkruszyć serce na pył. Momenty tnące umysł w cienkie plastry. Serca Lucyny i Marka rozsypały się na okruchy o trzeciej z minutami.

– Była w nas wtedy jednocześnie i ulga, i gigantyczna rozpacz – mówi Marek. – Dwa ostatnie dni były koszmarem. Bezradność paraliżowała. Mogliśmy tylko patrzeć, jak syn odchodzi w męczarniach. Gdy pierwszy raz trafiliśmy z Maciejem na OIOM, lekarz zaczął nas przygotowywać na taką sytuację. Wtedy chciałem wstać i trzasnąć drzwiami. Pamiętam jego słowa: lepiej człowiekowi ulżyć, niż na siłę trzymać przy życiu. Odrzuciło mnie to, wstrząsnęło. Nie byłem emocjonalnie gotowy na podobne porady. Zrozumiałem to dopiero po roku, trzy godziny przed śmiercią Macieja. Nie da się opisać słowami, jak bardzo cierpiał. Nigdy wcześniej nie przeszło mi przez myśl, że lepiej by było, gdyby Maciek zaznał spokoju. Trzy godziny przed śmiercią pomyślałem jednak: synu, nie męcz się już. Odejdź.

Maciej odszedł 3 września 2016 roku. Miał 20 lat i trzy miesiące.

320 kilometrów płaczu

Lucyna dobrze pamięta, jak dwuletni Maciuś bawił się z kuzynką w dom. Pod rozłożonym namiotem mieli garnki, zabawki. Maciej był tatą Markiem, udawał, że pali papierosy, śmiał się, naśladował ojca. Marek pamięta, jak polecieli do Chorwacji. Spacerowali wąskimi uliczkami starego miasta. Na rynku przygrywała kapela, ludzie się bawili. Maciek udawał, że gra na gitarze, śpiewa. Lucyna i Marek lubią wspominać te chwile, bo wtedy było normalnie. Do czwartego roku życia ich syn rozwijał się prawidłowo. Chodził do przedszkola, biegał, mówił. Był jednym z wyróżniających się w grupie dzieciaków.

Problemy zaczęły się pół roku później. Podejrzewano, że chłopiec niedosłyszy. Ani aparat na uszy, ani wizyty u neurologa i logopedy nie pomogły. Maciek nie mówił płynnie. Na dodatek na łopatkach pojawiły się krostki, a podczas próby pobrania krwi w szpitalu pielęgniarka zauważyła przykurcz ręki. Kolejny krok – poradnia genetyczna.

– Mieliśmy sporo szczęścia, bo lekarka przeprowadzająca

badanie kilka dni wcześniej czytała artykuł o tym schorzeniu. Bez tego mogłoby być różnie, bo to choroba kwalifikowana jako ultrarzadka – mówi Marek.

Później wszystko potoczyło się jeszcze szybciej. Z poradni genetycznej w Poznaniu Maciek pojechał z ojcem do Instytutu Neurologii na Sobieskiego w Warszawie. Tam – dokładniejsze badania i potwierdzenie wstępnej diagnozy. Gdy wszedł na oddział, mijająca go pani doktor powiedziała: – O! Jaki ładny hunterek!

Nie zdążyli mu nawet pobrać krwi, a doświadczona lekarka od razu widziała.

– To był zespół Huntera. To jak z zespołem Downa. Dzieci cierpiące na to schorzenie są do siebie bardzo podobne. Pogrubione rysy, nos... Wcześniej śmieszyły nas grube palce syna. „Ma je po ojcu" – tak to sobie tłumaczyliśmy. Okazało się, że to jeden z symptomów choroby – wspomina Marek. – Ja jestem twardy facet, ale po otrzymaniu tej wiadomości ryczałem całą powrotną drogę do domu, trzysta dwadzieścia kilometrów. W gabinecie dostałem od lekarzy ulotkę. A w niej, co czeka Maćka i co czeka nas, rodziców. Patrzyłem na papier, później na syna – bawiącego się, śmiejącego – i nie chciało mi się w to wierzyć. Czytałem wyrok na własne dziecko.

Enzym sulfatazy iduronianu

Na ulotce szczegóły. Najpierw coś, co nielekarskim umysłem ciężko ogarnąć: zespół Huntera, czyli mukopolisacharydoza typ II. Choroba dziedziczna, genetyczna, w Polsce występująca w jednym przypadku na 100–170 tysięcy urodzeń. Problemem jest sulfataza iduronianu odpowiadająca za katabolizm glikozoaminoglikanów: siarczanu dermatanu i siarczanu heparanu w drodze rozpadu cząstek siarczanowych połącz...

Dobra, dalej jest już jaśniej. Choroba polega na odkładaniu się wielocukrów z powodu nieprawidłowo działającego lub w ogóle nieobecnego w organizmie enzymu sulfatazy iduronianu. Nagromadzone w narządach wielocukry wywołują różne, mniej lub bardziej poważne objawy. Im dłużej człowiek żyje i im dłużej wielocukry odkładają się w organizmie, tym pojawia się coraz więcej problemów: zaburzenia ruchu, przykurcze w stawach, powiększone wątroba i śledziona, upośledzenie umysłowe, problemy z sercem, układem oddechowym, mówieniem. Cała masa kłopotów.

Ulotka zawiera też odpowiedź na najważniejsze pytanie: czy da się to wyleczyć? Nie da się. Być może lada moment będzie dostępny lek hamujący objawy (pamiętaj, Marek czyta ulotkę w 2001 roku. Ostatecznie firma będąca blisko wprowadzenia go do obiegu upadnie, leczenie będzie dostępne dopiero osiem lat później). Poza tym ludzie zmagający się z tym schorzeniem żyją około 20 lat.

Na samym końcu kontakt do stowarzyszenia zrzeszającego chorych.

Kilka miesięcy po diagnozie rodzice zabierają Maćka na rehabilitacyjny obóz organizowany przez stowarzyszenie. Z całej Polski zjeżdżają dzieci chore na różne odmiany mukopolisacharydozy, jakieś 40 osób.

– Były tam dzieci w różnych stadiach choroby. Nasz syn wtedy jeszcze biegał, grał w piłkę, śmiał się, cieszył. Ale były też dzieci na wózkach, podłączone pod respiratory. Nie da się opisać, co wtedy przeżyłam – mówi Lucyna.

Choroba postępuje. W ostatnim roku przedszkola chłopiec odstaje od grupy. Siada osobno, przeszkadza mu hałas. Pojawia się sugestia, że powinien iść do szkoły specjalnej. Rodzicom na początku nie podoba się ten pomysł, ale już po pół roku wiadomo, że to jedyny słuszny ruch.

Mijają lata, w 2009 roku w końcu na polski rynek wchodzi Elaprese – lek hamujący postęp choroby. Maciek już nie chodzi, nie mówi, funkcjonuje w pozycji siedzącej. Jest w swoim świecie, ale rodzice potrafią go zainteresować bajkami. Uśmiecha się na widok znajomych osób. Leczenie jest bardzo drogie, według rankingu „Forbesa" Elaprese znajduje się w piątce najdroższych leków świata. Roczna kuracja to około 375 tysięcy dolarów. Zanim chłopiec będzie zakwalifikowany do programu lekowego NFZ, musi przejść szereg badań. Udaje się. Od teraz co pół roku będzie musiał przechodzić proces kwalifikacji. Przez trochę ponad pięć kolejnych lat.

W pierwszych tygodniach na podanie leku jeżdżą do Warszawy, później rodzicom udaje się załatwić (Lucyna mówi: „wytuptać"), żeby Maciek był podłączany pod specjalną kroplówkę bliżej domu, w Gostyniu.

– Początki podawania leku przypominały scenę z filmu *Przebudzenie* z Robertem De Niro. Wcześniej syn miał problemy z jedzeniem, widać było, że jego mózg działał inaczej. Aż tu nagle lek kapie mu do żyły, a on od razu zaczyna lepiej funkcjonować. Do tego stopnia, że zacząłem się zastanawiać, czy syn stanie się całkowicie zdrowy. Znów zaczął wydawać z siebie dźwięki. Liczyliśmy, że zacznie na nowo mówić. Niestety to nie nastąpiło. Doszliśmy do poziomu, którego nie mogliśmy już przeskoczyć. Maciek siedział na kanapie, uwielbiał oglądać bajki. Jego ulubione to Bolek i Lolek oraz wiewiórki Disneya. Uśmiechał się od ucha do ucha. Reagował. Widać było logiczne, zamierzone reakcje. Nie potrafił już jednak sam komunikować swoich potrzeb. Trzeba było obserwować jego reakcje. Gdy robił się nerwowy, pobudzony, sadzało się go na ubikację. Dla nas w tym wszystkim najważniejsze było, że najpierw lek poprawił Maćkowi stan zdrowia, a później pomagał utrzymywać go w tym lepszym stanie. Niczego więcej nie było nam potrzeba – mówi Marek.

W maju 2015 roku rodzice wiozą syna na zieloną szkołę. Jest pięknie: świeci słońce, sprawne dzieciaki biegają w ogrodzie, Maciek cieszy się ładną pogodą, siedząc na wózku. Uśmiecha się, ogląda z mamą ulubione książeczki.

Dzwoni telefon, Lucyna odbiera. Słucha. Rozłącza się.

Marek czuje i słyszy, jak w całości więdnie.

Skarga bezprzedmiotowa

Oficjalne pismo zaczyna się od słów: „Uprzejmie informuję, że...".

Dalej informacja: „...na posiedzeniu Zespołu Koordynacyjnego ds. Chorób Ultrarzadkich pacjent został wyłączony z terapii Elaprese. Według członków Zespołu podawanie pacjentowi preparatu Elaprese pozostaje bez wpływu na przebieg choroby, co więcej zaobserwowano nasilenie objawów mózgowych (pogłębienie upośledzenia umysłowego, padaczka)".

Szok.

Lucyna i Marek nie mogą w to uwierzyć. Zespół nie może przecież wykluczyć syna z programu lekowego, jeśli nie spełnia jednego z trzech kryteriów (ciąża, znaczny postęp choroby mimo leczenia, wrodzone anomalie lub inne choroby uniemożliwiające poprawę stanu zdrowia). Według lekarzy prowadzących żadna z przesłanek u Maćka nie wystąpiła. Przecież z synem nic złego się nie dzieje!

– Nie było niczego, co mogłoby wpłynąć na taką decyzję. Tylko że jak nie wiadomo o co chodzi, to chodzi o pieniądze. Leczenie jest strasznie drogie, w tamtym czasie zespół w zasadzie na każdym posiedzeniu zabierał komuś lek. Tym razem padło na Maciusia – uważa Lucyna.

No i się zaczęło: korespondencyjne przekrzykiwanie, przerzucanie dziesiątkami stron makulatury, żonglowanie urzędniczą odpowiedzialnością, ucinanie sprawy na poziomie proceduralnym. Co zrobić? Jak się odwołać? Do kogo?

Marek: – System jest tak zbudowany, żeby pacjenta odsunąć jak najdalej od osób podejmujących decyzje. Tak, żeby odhumanizować procedurę i odebrać pacjentowi możliwość złożenia odwołania. Regulamin zespołu koordynacyjnego zakłada, że jego członkowie podejmują decyzje bez porozumiewania się z pacjentem oraz lekarzem prowadzącym. Oni nawet nigdy Maćka na oczy nie widzieli!

Wszelkie postanowienia zapadały na podstawie papierów. Po drugie – jako prawni opiekunowie Maćka nie byliśmy stroną w postępowaniu. Był nią szpital, w którym leczyliśmy syna, oraz zespół. Gdyby szpital uznał, że nie wyśle do nich pisma, postępowanie byłoby zakończone. Koniec. Finito. Tylko dzięki temu, że lekarze i dyrektor szpitala uznali, że trzeba się odwołać, bo to skrajna niesprawiedliwość, sprawie nadano bieg. Pacjent jest w tej procedurze nieobecny. Przecież to jest niepojęte, że człowiek nie ma prawa odwołać się od decyzji, która ostatecznie prowadzi do jego śmierci.

Powstaje odwołanie szpitala. W kilkustronicowym dokumencie doktor prowadząca uzasadnia, że odkąd chłopiec przyjmuje lek, widoczna jest spora poprawa. Że choroba nie postępuje. Że padaczkę rozpoznano u Maćka jeszcze przed zakwalifikowaniem go do programu lekowego, a teraz jest ona w pełni kontrolowana. Stanowisko popiera dyrektor szpitala, podobną opinię wystawia również szkoła specjalna, do której uczęszcza Maciek.

Nic z tego.

W lipcu zespół koordynacyjny podtrzymuje decyzję. Wśród argumentów między innymi: że chłopiec nie wykonał tak zwanego testu marszu polegającego na przejściu określonego odcinka (ojciec w kolejnym odwołaniu napisze, że przecież nigdy wcześniej nie wykonał tego testu, bo nie chodził, zanim został zakwalifikowany do programu). Że siedzi samodzielnie tylko krótkie chwile (ojciec napisze w odwołaniu, że to nieprawda, bo Maciek siedzi normalnie i są na to świadkowie). Że proces wzrastania i przybierania na wadze jest efektem wkroczenia w okres dojrzewania, że to naturalny proces, na pewno nie wpływ leku Elaprese (ojciec w odwołaniu napisze, że Maciek przestał rosnąć na długo przed zastosowaniem leku, więc nagły wzrost syna i przybieranie na wadze po wdrożeniu leczenia jest ewidentnym dowodem na jego skuteczność). A w odniesieniu do załączonego artykułu w języku angielskim o możliwych fatalnych skutkach odstawienia leku – że odstawienie nie ma związku z pogarszaniem się stanu zdrowia chorych (ojciec w odwołaniu napisze, że niedługo po zaprzestaniu leczenia stan chłopca diametralnie się pogorszył).

To wszystko na nic.

Powstają kolejne pisma:

Do prezydenta, premiera, posłów, europosłów, Rzecznika Praw Obywatelskich. Wszyscy odpisują, że przekażą sprawę do wyjaśnienia odpowiednim organom. Odpowiednie organa, czyli Ministerstwo Zdrowia i Narodowy Fundusz Zdrowia odpisują zawsze w ten sam sposób: „Zgodnie z obowiązującymi przepisami Zespół Koordynacyjny posiada jako jedyny, obok lekarza prowadzącego, umocowanie do weryfikacji skuteczności leczenia i wyłączenia pacjenta z terapii lekiem Elaprese finansowanej ze środków publicznych".

Powstają kolejne pisma:

Do Wielkopolskiego Oddziału Wojewódzkiego NFZ o ponowne włączenie syna do programu lekowego. Odpowiedź: odmowa, bo o ewentualnym zakończeniu leczenia pacjenta w ramach programu decyduje Zespół Koordynacyjny ds. Chorób Ultrarzadkich.

Do prezesa NFZ jako odwołanie od decyzji wielkopolskiego NFZ. Odpowiedź: odwołanie bezzasadne, bo odpowiedź udzielona przez dyrektora wielkopolskiego NFZ miała wyłącznie charakter informacyjny i nie była decyzją administracyjną. Poza tym kwalifikacji do programu lekowego dokonuje Zespół Koordynacyjny ds. Chorób Ultrarzadkich.

– Czyli jeden podmiot podjął decyzję, którą my: pacjent, rodzice, lekarz i szpital, uznaliśmy za bezzasadną i bezprawną, ale nie mogliśmy się od niej odwołać do żadnego wyższego organu – mówi Marek.

– A sądy powszechne? – dopytuję.

Marek się krzywi.

Powstaje skarga do Wojewódzkiego Sądu Administracyjnego o uchylenie decyzji prezesa NFZ i decyzji wielkopolskiego NFZ oraz o zobowiązanie prezesa NFZ do przydzielenia Maćkowi leczenia. Odpowiedź: skarga bezpodstawna, odrzucona. Sąd raczył też przypomnieć, że kwalifikacja do leczenia odbywa się według ścisłych kryteriów medycznych. W domyśle: zajmuje się tym Zespół Koordynacyjny ds. Chorób Ultrarzadkich.

Kolejny krok: próba wzruszenia decyzji Wojewódzkiego Sądu Administracyjnego skargą do Naczelnego Sądu Administracyjnego była już bezprzedmiotowa. Rok i cztery miesiące po odebraniu leczenia, po wysłaniu prawie 10 kilogramów pism, wniosków, skarg, próśb, zażaleń, odwołań, błagalnych listów – Maciek umarł.

Było jeszcze zawiadomienie prokuratury o możliwości popełnienia przestępstwa, umorzenie (w uzasadnieniu między innymi powołanie się na zespół koordynacyjny), odwołanie, podtrzymanie umorzenia, koniec. Polska ścieżka prawna została przedreptana.

Hospicjum nie dla Maćka

Idzie szybko. Maciek bez leku funkcjonuje od maja. W czerwcu przysypia na lekcjach i ma problemy z przełykaniem, w lipcu trafia już na oddział intensywnej terapii.

– Syn dostawał lek przez pięć lat i jego stan się utrzymywał. Wystarczyło kilkanaście dni bez kuracji i od razu doszło do załamania stanu zdrowia – mówi Marek.

Lucyna bije się z myślami. W końcu, w ostatnich dniach lipca 2015 roku podejmuje jedną z najtrudniejszych decyzji w życiu: wsiada w samochód i jedzie do Poznania szukać hospicjum dla syna.

– W dziecięcym hospicjum powiedziano mi, że Maćkowi nie należy się miejsce, bo skończył osiemnaście lat. Pracownica ośrodka zawnioskowała do NFZ o jedno dodatkowe łóżko. Odpowiedź z Funduszu: jeśli pacjent nie trafił do hospicjum przed osiemnastym rokiem życia, to nie ma prawa w nim przebywać. Dodatkowa informacja urzędników: odesłanie do lekarza rodzinnego. Z kolei w żadnym hospicjum dla dorosłych nie chcieli widzieć Maćka na oczy. Na to schorzenie nie ma kontraktu. I koniec, kropka. Próbowaliśmy załatwić hospicjum domowe. Znajomej w podobnej sytuacji się udało, ale zakwalifikowali jej dziecko pod inną chorobę. A z hunterem to wiadomo: nic się przecież nie należy. Dostaliśmy kolejną odmowę. Maciej przez kilka dni miał ogromną gorączkę, nic nie pomagało. Nasz lekarz dał skierowanie od razu na OIOM – wspomina Lucyna.

Marek wiezie Maćka samochodem do szpitala. Na oddziale do rodziców wychodzi lekarz.

– Musimy mu ratować życie. Przewozimy go na oddział płucny.

Maciek pierwszy raz zostaje podłączony pod respirator. Później lekarze kilka razy próbują go odłączyć. Bezskutecznie. Chłopak jest na OIOM-ie pięć tygodni. Do domu wypisują go już w stanie leżącym, pod respiratorem. Jest jednak w tym nieszczęściu jedno szczęście. W polskim systemie zdrowia, jeśli ktoś jest podłączony do respiratora, ma zapewnioną opiekę domową. Dwa razy w tygodniu przyjeżdża do niego pielęgniarz, od którego rodzina może się przede wszystkim nauczyć opieki, obsługi sprzętu. Pielęgniarz musi mieć wykształcenie anestezjologiczne. Lekarz anestezjolog pojawia się raz w tygodniu. Do tego dwa razy w tygodniu rehabilitant. W cztery miesiące chłopiec z siedzącego, gryzącego i połykającego człowieka zmienił się w osobę leżącą, na stałe pod aparaturą, z odżywianiem przez PEG (sonda umieszczona operacyjnie w jamie brzusznej).

– I pomyśleć, że gdyby syn miał taki sam stopień niepełnosprawności, ale bez respiratora, nic by się nam nie należało... Nie jestem w stanie sobie tego wyobrazić – przyznaje Lucyna.

Rok względnej stabilizacji kończy się we wrześniu 2016.

– Zajrzałam do Maćka do pokoju i zobaczyłam, że się

rozkręca. Szybciej oddychał. To się zdarzało, wtedy dawaliśmy mu relanium albo na chwilę odłączaliśmy respirator, żeby syn złapał swój rytm oddychania. Tym razem nic nie pomagało. Zmierzyliśmy saturację, chcieliśmy jechać do szpitala, ale stan się pogarszał, więc wezwaliśmy pogotowie. Maćka od razu wzięli do szpitala, ale według rejonizacji, na SOR. Ludzi multum. Co chwila zerkałam – leżał sam, bez opieki. Powiedziałam pielęgniarkom, że przecież tak nie wolno, że trzeba go odsysać. One: że nie potrafią. Poprosiłam więc o jakiś ssak i sama stanęłam przy synu. Prosiłam, żeby odesłali nas do szpitala, gdzie znają Maćka i jego chorobę, ale odmówili. Po jakimś czasie anestezjolog powiedziała: albo przyjmujemy go tutaj, albo wydamy do domu. Przyjęli go na OIOM, podłączyli pod wielki, szpitalny respirator i momentalnie ożył. Na drugi dzień wiedziałam już, że nie jest dobrze. Nie włączyli mu nic nowego. W niedzielę znów było źle, znów zaczął źle oddychać. Powiedziano nam, że Maciek ma zanik mózgu.

Karetka przywiozła Maćka ze szpitala do domu we wtorek. Lucyna po księdza poszła w środę. Respirator podkręciła na maksymalne obroty w czwartek. Gdzieś pomiędzy powiedziała dzieciom, żeby były gotowe.

– Spodziewaliście się, że to się wydarzy?

– Gdy Maciek trafił do szpitala i leżał na OIOM-ie, wykorzystaliśmy ten moment i pojechaliśmy w końcu na jakieś zakupy. Wiedzieliśmy, że jest pod dobrą opieką, a Markowi pokończyły się ubrania. Wtedy nawet nie myśleliśmy o tym, żeby kupić czarne ciuchy. A to był niecały tydzień przed śmiercią Macieja. Dla niego też nie mieliśmy nic czarnego i przed pogrzebem musieliśmy jechać jeszcze raz. Nie wiem, może byliśmy tacy naiwni? A może jako rodzice po prostu to wypieraliśmy? – zastanawia się Lucyna.

Marek: – Gdy syn po kilku dniach ciężkiej walki o oddech odszedł, na jego twarzy zapanował spokój. Uznaliśmy, że to obraz warty zapamiętania. Tak się z nim wtedy żegnaliśmy. Pan z firmy pogrzebowej powiedział nam jednak, żebyśmy się nie bali. Przed pogrzebem otworzyliśmy trumnę i przeżyłem szok. Musiałem aż dotknąć syna i sprawdzić, czy na pewno nie żyje. Wyglądał tak, jakby spał. Dobrze, że zobaczyliśmy go jeszcze raz. Już ostatni.

Do kościoła już razem

Lucyna nigdy nie próbowała kontaktować się z lekarzami z zespołu koordynacyjnego. Uważa, że i tak nic by to nie dało. Tylko by rozdrapała rany.

– Są bezduszni. Chcą zakończyć ten program, bo to ogromny koszt. Nie robią tego w jednym momencie, bo byłby wielki krzyk. Sukcesywnie wyłączają więc kolejnych ludzi z leczenia. Pojedyncze lamenty się nie przebijają – mówi Lucyna.

Marek się zastanawia: – Z drugiej strony to może trochę i nasza wina? Wina rodziców? Bo gdy jednym odebrali leczenie, to drudzy siedzieli cicho i cieszyli się, że im akurat przedłużono leczenie. Bali się wychylać, głośno krzyczeć. Ale to wszystko tylko gdybanie. Wiem jedno: ja nie mógłbym być członkiem takiej komisji.

Marek: – Choroba Macieja wiele nas nauczyła. Zrobiła z nas po prostu lepszych ludzi. Przewartościowaliśmy pewne kwestie. Ale wiemy też, że na państwo nie ma co liczyć. Każdy odsyła tylko kolejne listy, przekazuje papiery, a dziecko umiera ci w tym czasie na rękach. W Polsce wyczerpaliśmy nasze możliwości, ale wciąż walczymy o prawdę. Syna nie ma już z nami, ale tkwi w nas krzywda, której doświadczył. Wnieśliśmy skargę do Europejskiego Trybunału Praw Człowieka. Mamy nadzieję, że dzięki wyrokowi już nigdy nikt nie będzie musiał przechodzić przez to, przez co my przechodziliśmy.

Próbują układać sobie życie na nowo. Mają dwójkę zdrowych dzieci. Maciek był najstarszy. Kasia ma 12 lat, Kuba 15. Na początku rodzice mieli wyrzuty sumienia, że zdrową dwójkę odstawili trochę na bok. Całą uwagę, a na pewno jej większość, skupili na Macieju.

– Kasia i Kuba musieli przez to szybciej dorosnąć niż rówieśnicy. Ale chyba rozumieją tę sytuację. Wiedzą, że kochamy ich tak samo jak ich brata – myśli Marek i dodaje: – Nasze życie po śmierci Maćka zupełnie się zmieniło. Na przykład dziś do kościoła chodzimy już razem, a kilka miesięcy po śmierci syna wciąż chodziliśmy osobno. Z przyzwyczajenia, bo zawsze jedno szło, a drugie zostawało z Maćkiem. Aż w końcu powiedziałem: Kochanie, może pójdźmy w końcu razem?

I poszliśmy.

* * *

Paulina Kieszkowska-Knapik, adwokat, wspólnik w Kancelarii Kieszkowska Rutkowska Kolasiński, obecna na Liście Stu 2017 najbardziej wpływowych osób w polskim systemie ochrony zdrowia:

– Obowiązująca w Polsce koncepcja refundacyjna oparta jest na zasadzie: wydać pacjentom jak najmniej leków i jak najwięcej pieniędzy zatrzymać w NFZ. Zespół Koordynacyjny ds. Chorób Ultrarzadkich to straszna, urzędnicza nowomowa, bo podmiot koordynuje jedynie ilość środków wydawanych z Funduszu na jednostki. Do grudnia 2017 roku zespół miał kategoryczny zakaz kontaktowania się z pacjentem i jego lekarzem prowadzącym. Jest to więc ciało operujące wyłącznie na dokumentacji. Zgodnie z regulaminem to właśnie ona stanowi podstawę podjęcia decyzji. Jest to nie tylko sprzeczne z dobrem pacjenta oraz zdrowym rozsądkiem, ale także niezgodne z ustawą o zawodzie lekarza. Przecież w myśl artykułu 42. lekarz – a to właśnie lekarze są w składzie zespołu koordynacyjnego – może orzec o stanie zdrowia pacjenta jedynie po uprzednim jego zbadaniu.

Trudno także określić status dokumentów tworzonych przez zespół. „Decyzja" nie jest kierowana do pacjenta. Trafia do szpitala, w którym chory się leczy. Nie da się z tą „decyzją" polemizować. Rodzina Macieja, szukając sprawiedliwości w WSA, zgłosiła się do nas z prośbą o pomoc. Podjęliśmy się reprezentacji Macieja pro bono. Sąd skargę odrzucił, bo zgodnie z obowiązującym prawem „decyzja" nie była decyzją w sensie administracyjnym. Trudno jednak nazywać niczym coś, przez co – oczywiście pośrednio – pacjent zmarł. Jeśli przestępca kogoś zabija, ma prawo do adwokata i trzech instancji sądowych. Z kolei gdy pacjent domaga się opieki z tytułu swojego ubezpieczenia w NFZ, nie ma żadnych praw. Ba, nie jest nawet podmiotem w dyskusji!

Cały absurd polega na tym, że rodzina pacjenta uważała, iż zespół się merytorycznie pomylił, ale nie miała żadnych prawnych możliwości polemiki z jego decyzją. W normalnym procesie terapeutycznym lekarz może zostać pociągnięty osobiście do odpowiedzialności deliktowej. W tej sytuacji rodzina chłopca próbowała takiej drogi – złożyła zawiadomienie do prokuratury o możliwości popełnienia przestępstwa. Prokuratura sprawę umorzyła, a sąd decyzję o umorzeniu podtrzymał. Skoro proces decyzyjny jest przerzucany z konkretnego lekarza na zespół specjalistów, nie może być mowy o osobistej odpowiedzialności konkretnych z nich. Z drugiej strony rozstrzygnięcie takiego ciała decyzyjnego nie ma charakteru decyzji administracyjnej, więc również nie podlega kontroli sądowej. Pojawia się zasadnicze pytanie: w jaki sposób pacjent lub jego rodzina mają prowadzić polemikę z rozstrzygnięciem?

Na marginesie trzeba zaznaczyć, że prokuratorskie umorzenie oraz podtrzymujące je orzeczenie sądu jest nielogiczne. Wskazano bowiem, iż decyzja zespołu jest wydawana przez lekarzy, a ci jako specjaliści na pewno mają rację. Takie podejście prowadzi do sytuacji, w której żadnego lekarza nie można by było pociągnąć do odpowiedzialności karnej. Sprawie powinni przyjrzeć się przecież biegli i dopiero później powinno zapaść rozstrzygnięcie. Nie jest bowiem rolą prawników oraz sędziów merytoryczna ocena danego przypadku. Niezależnie od tego, czy decyzja zespołu koordynacyjnego byłaby prawidłowa czy też nie, powinni wypowiedzieć się o niej niezależni specjaliści w danej dziedzinie. Prokurator ani sąd nie zdecydowali się jednak na ich powołanie.

Niestety taka zapanowała teraz tendencja – odhumanizowania podmiotów podejmujących decyzje w sprawie życia i śmierci pacjentów. Stworzono tyle szczebli, żeby odpowiedzialność się rozmywała. Urzędnicy chcą jeszcze rozbudować taki system – pracują nad tzw. Dużą Nowelizacją Ustawy Refundacyjnej. W artykule 16A chcą wpisać uprawnienia NFZ do tworzenia zespołów koordynacyjnych we wszystkich programach lekowych. Prowadziłoby to do pozbawienia lekarzy prawa o decydowaniu, czy stosować konkretny lek. Na dodatek ustawodawca chce wpisać zasadę, według której to NFZ będzie ustalał regulamin zespołów. Wtedy wilk będzie decydował o życiu Czerwonego Kapturka. Prawo naruszy wówczas wszelkie konstytucyjne uprawnienia pacjenta. Ludzie, którzy nigdy nie widzieli pacjenta na oczy, w interesie NFZ będą decydowali o życiu i śmierci chorych. I oczywiście nie będzie od tego odwołania, żadnej ścieżki prawnej.

Sprawa Macieja jest precedensowa. Wraz z Helsińską Fundacją Praw Człowieka postanowiliśmy zaskarżyć sądowy etap do Europejskiego Trybunału Praw Człowieka w Strasburgu. W skardze nie idziemy w stronę prawa do zdrowia, a prawa do sądu. Konkretnie – w stronę braku drogi sądowej. Trybunał sprawę przyjął, ale na wyrok trzeba będzie poczekać.

* * *

Marcin Szwed, Helsińska Fundacja Praw Człowieka:

– W naszej ocenie niedopuszczalna jest sytuacja, w której kwalifikowanie pacjenta do programu lekowego i wyłączanie go z niego następuje na podstawie nieprecyzyjnych przepisów i nie podlega żadnej kontroli. W wielu sytuacjach zespoły koordynacyjne decydują o życiu lub śmierci pacjenta: bez refundacji leku pacjenci w zdecydowanej większości przypadków nie są w stanie pokryć kosztów terapii, sięgających często ponad milion złotych rocznie. Zdajemy sobie sprawę, że ze względu na ograniczenia budżetowe państwo nie może finansować kosztów leczenia w każdej sytuacji. Niemniej decyzje w tym zakresie powinny być podejmowane w sposób przejrzysty i wolny od arbitralności. W obecnym stanie prawnym tak nie jest, skoro pacjent lub jego rodzice, a nawet lekarze bezpośrednio prowadzący jego terapię, nie mają żadnych możliwości podważenia ustaleń zespołu koordynacyjnego.

* * *

Wielokrotnie starałem się uzyskać komentarz do sprawy, zarówno Narodowego Funduszu Zdrowia, jak i Zespołu Koordynacyjnego ds. Chorób Ultrarzadkich. Mimo próśb kierowanych do Centrali NFZ zarówno telefonicznie, jak i drogą e-mailową – odpowiedzi nie uzyskałem.

SORtownia. Drzwi, a za nimi magia

– Na moment odszedłem z SOR-u do pogotowia, żeby odsapnąć psychicznie i fizycznie. Najcięższy dyżur w karetce jest i tak lżejszy niż najlżejszy na oddziale ratunkowym.

Trzeba przeżyć taką śmierć

Piotr przez kilka lat pracował jako lekarz w szpitalnym oddziale ratunkowym połączonym z jednym z 14 polskich centrów urazowych. Robota tutaj jest jak cięcie sztormowych fal drewnianą łódką. Śmigłowce i karetki zwożą ofiary z wielonarządowymi obrażeniami z najcięższych wypadków (nie tylko komunikacyjnych). Są też zawały, udary, nieudane próby samobójcze, zatrucia, utonięcia, porażenia prądem. Wszystko, co najgorsze. Na oddziale 18 łóżek, dwóch lekarzy, pięć pielęgniarek, jeden ratownik. Obszar operacyjny: promień 80 kilometrów, 600 tysięcy ludzi. Średnio w czasie doby obsługiwanych jest 70 pacjentów. Zdarzają się jednak dyżury, podczas których przewija się setka. Praca w tempie sprinterskim. Dzieje się tyle, że nie wiadomo, w co ręce włożyć.

Przez sale niesie się dzwonek telefonu. To dźwięk nieszczęścia. Informacja, że ktoś stanął nad przepaścią i jeszcze nie podjął decyzji. Lekarz ze śmigłowca w telegraficznym skrócie:

– Lecimy. Dziecko, wypadek samochodowy. Uraz wielonarządowy: brzuch, klatka piersiowa, twarzoczaszka, połamane nogi i ręce. Krążenie zatrzymane, reanimowany. Siedem minut i jesteśmy. Cześć.

Piotr uruchamia procedurę. Najpierw informacja do pracowników oddziału. Krzątanie wokół erkowego łóżka, włączenie USG, szykowanie przyrządów i aparatury. W tym czasie Piotr wydzwania trauma team: grupę lekarzy specjalistów, bez której uratowanie dziecku życia będzie niemożliwe.

– Panie doktorze, zaraz zleci na śmigle dziecko z wypadku – to do ortopedy.

– Panie doktorze, ciężki przypadek, dziecko, wielonarządowe obrażenia – to do chirurga. Podobne telefony wykona jeszcze do neurochirurga, torakochirurga, radiologa i anestezjologa. Wszyscy zjawią się w kilka minut. Staną przed rozsuwanymi drzwiami, wciągną na dłonie gumowe rękawiczki.

Wjeżdżają nosze, ratownicy trzymają kroplówkę. Chłopiec – na oko sześć lat – leży na pomarańczowej, ortopedycznej desce. Jest cały we krwi, widać otwarte złamania. Sytuacja dramatyczna. Brak oznak życia, zatrzymane krążenie.

– Miał wiotką klatkę piersiową, kręgosłup, szyję. Był po prostu cały połamany – opowiada Piotrek.

To nie film, więc nikt nie krzyczy: „Panie doktorze, tracimy go!". Oczywistych poleceń też nie ma, wszyscy wiedzą, co robić. Akcja przypomina pracę dobrze zaprogramowanej maszyny. Wkłucia, pobranie krwi, próba krzyżowa. Piotr udrażnia drogi oddechowe: wyciąga rękę, pielęgniarka podaje laryngoskop. Jeszcze raz: rurkę intubacyjną, ssak. Ktoś inny rozcina ubranko, jeszcze inny – cewnikuje. Radiolog robi przyłóżkowe zdjęcia kończyn. Raz, dwa, trzy, cztery – trwa nieustanny masaż. No, dalej mały. Gdy tylko ruszy, będzie można pojechać na trauma skan, całościowy tomograf komputerowy. Później – od razu na centralny blok operacyjny. Wszyscy są gotowi, kilku chirurgów pali się do pomocy. Raz, dwa, trzy, cztery, tlen. Dawaj!

Ale chłopiec nie ruszy. Nie otworzy oczu. Jego serce nie zabije.

Zaraz na oddział wbiegnie matka. Zrozpaczona kobieta, która chwilę wcześniej dowiedziała się o śmierci męża. Przy życiu trzyma ją tylko nadzieja na uratowanie syna. Ona jeszcze nie wie tego, co wie Piotr. Za chwilę jej o tym powie. A gdy powie, ona wpadnie w obłęd.

– Normalni na oddziałach ratunkowych i w centrach urazowych nie pracują. Obcujemy z takimi widokami i zdarzeniami, urwanymi nogami, wnętrznościami, mózgiem na wierzchu, śmiercią, że normalny człowiek by zwariował, zasłabł kilka razy przy pierwszej okazji. Czasem podczas reanimacji zdarza się komuś z nas zaśpiewać, powiedzieć żart. Rozmawiamy ze sobą w taki sposób, że gdyby ktoś nas nagrał, byłby ogólnopolski skandal. A my po prostu tak odreagowujemy. Staramy się odciąć. Bez tego skończylibyśmy w psychiatryku. Śmierć dzieci to jednak sytuacja skrajna.

Porusza nawet lekarzy medycyny ratunkowej. To rzadkie przypadki, w naszym szpitalu jest ich 10–12 w roku.

Niby rzadkie, ale raz w miesiącu trzeba taką śmierć przeżyć.

Piątek, godzina 13.05

– Wieziemy wam pana, upadek z dużej wysokości. Urazy ręki i kręgosłupa. Duża utrata krwi. Jesteśmy za kilka minut – mówi ratownik. Rozłącza się.

Z kolei ten SOR jest nieduży. Raptem cztery łóżka obserwacyjne i dwa erkowe, te do reanimacji. Gdy w okolicy zdarzy się coś naprawdę poważnego, pacjent wieziony jest od razu 60 kilometrów do centrum urazowego, do Piotrka. Jednak i tu zdarzają się bardzo ciężkie przypadki.

– Ogarnę to, ty zajmij się resztą – mówi do swojego kolegi lekarza Darek, 12 lat w zawodzie jako chirurg i specjalista medycyny ratunkowej. Na dyżurze nieprzerwanie od 30 godzin. Jeszcze tylko 18 i jego szychta dobiegnie końca. Dziś na oddziale jest ich dwóch, do pomocy cztery pielęgniarki. W oddali słychać wyjącą syrenę. Na terenie szpitala milknie, jeszcze dwa razy w lewo i karetka będzie na podjeździe.

Nosze wjeżdżają na oddział. Słychać jęk. Mężczyzna spadł z maszyny podczas pracy w lesie. Lecąc, obijał się o metalowe elementy. Złamana kość rozorała skórę. Kumple z roboty zadzwonili po pomoc.

– Zakładamy historię. Tomografia: głowa, szyja, zdjęcie klatki piersiowej, ręki – mówi Darek.

Działają automatyzmy. Pobranie krwi: jonogram, morfologia, kreatynina. Od pana czuć alkoholem, to również trzeba sprawdzić. Jeszcze grupa krwi i próba krzyżowa. Ciśnienie, tętno, temperatura. Wszystko idzie jak w zegarku. Pielęgniarka rozwija jeden z opatrunków. Rana wygląda bardzo źle, obficie krwawi. Trzeba ją szybko podłapać na peany (takie kleszczyki do skóry). Na drugą wystarczy podwiązka. Zaopatrzenie na sucho jałowymi gazikami, anatoksyna przeciw tężcowi. Jazda na tomograf!

– Halo, proszę pana! Słyszy mnie pan? – Stan pacjenta nagle się pogarsza, traci oddech. Darek wstrzymuje nosze. – Nieprzytomny! – lekarz podnosi głos. – Zatrzymał się! Dawać go na erkę!

Pojawia się drugi doktor. Na trzy: raz, dwa, trzy, hop! Zaczyna się walka.

Intubacja, elektrody, EKG. Adrenalina według protokołu, masaż, raz, dwa, trzy, cztery, tlen, defibrylacja, raz, dwa... Pielęgniarki krążą wokół pacjenta jak wolne elektrony. Jedna zakłada cewnik do pęcherza, druga wkłuwa się w szyję. Raz, dwa, trzy, tlen, tlen. Pięć minut, piętnaście, dwadzieścia. Jedna, druga, trzecia pętla reanimacyjna. Pan Karol, lat 56, pracownik leśny, ojciec czwórki dzieci, dziadek dwójki wnucząt. Jego los w rękach Darka, Jakuba, Danki i Renaty.

Piątek, godzina 14.20

Pięć osób na lewo od małego stolika. Siedzą na krzesełkach wzdłuż ściany. Na stoliku kilka ulotek, kolorowe pismo, nad nim – tablica korkowa z przygwożdżonymi obwieszczeniami. Sześć, siedem – w dalszej części poczekalni. W kącie, koło okna, jest jeszcze jedno wolne miejsce. Usiądź i obserwuj.

Brzęczenie automatu do kawy. Jarzeniówka. Momentami jakiś stukot zza ściany i urywany, przytłumiony dźwięk karetki. Spokój. Irytację budzi tylko niebieski zegar, odliczający kolejne minuty wyglądania pomocy. Jedna z pań (ta pierwsza od lewej) mówi, że od kilku dni boli ją brzuch. Dziś już nie wytrzymała i przyszła. Kazali czekać na badania, siedzi drugą godzinę. Ten gość najbliżej automatu wracał wczoraj z roboty i krzywo stanął. Myślał, że samo przejdzie, ale kostka spuchła. Przykuśtykał. Kazali czekać. Siedzi już od dwóch godzin. A to dziecko z ojcem pojawiło się tu 45 minut temu. Wyszedł do nich lekarz. Niemal w biegu spytał gdzie boli.

– Tutaj – powiedział chłopiec, wskazując na pępek. Doktor zamienił z opiekunem dwa słowa, kazał czekać i czmychnął za drzwi.

Do recepcji wchodzi pięćdziesięciolatek. Trudno powiedzieć, czy na twarzy ma wyrysowany jeszcze strach czy to już ból.

– Słucham pana? – słychać z okienka.

– Zakłuło mnie w klatce. Ledwo idę – duka pielęgniarce w rejestracji.

Ta bez kolejnych pytań prowadzi go na oddział.

Scenę obserwuje mężczyzna z dłonią owiniętą ręcznikiem. Mył naczynia, pęknięta szklanka rozcięła mu skórę od małego palca aż po kciuk. Owinął więc łapę, wsiadł w auto i przyjechał. Patrzy na to, walczy ze sobą dobrych kilka minut, ale nie wytrzymuje. Wstaje, wchodzi na oddział przez duże, białe drzwi. Szarpie za jedną klamkę – zamknięte. Za drugą – nic. Kilka kroków dalej, kolejna klamka – drzwi puszczają. W pomieszczeniu jeden lekarz, dwie pielęgniarki. Rozmawiają, on trzyma kawę. O nie, tego to już za wiele.

– To ja, kurwa, czekam od dwóch godzin, aż ktoś mi łaskawie pomoże, a wy sobie, do chuja, kawkę pijecie? Na dodatek ja siedzę i czekam, a jakiś gość wchodzi z ulicy i zajmujecie się nim od razu? Poza kolejnością? Robicie sobie, kurwa, jakieś żarty?

Konsternacja.

Piątek, godzina 14.00

Raz, dwa, trzy. Tlen, tlen. Jeszcze trochę, próbujmy. Kolejne minuty: 10, 15, 20. To już grubo ponad godzina walki o ojca czwórki, dziadka dwójki. Zespół się nie poddaje. Jeszcze kilka ruchów i jest! Monitor krzyczy dobrą nowiną. Wrócił, odżył, udało się! Pacjent odzyskuje rytm.

– Dzwońcie po kardiologa do konsultacji, teraz jak najszybciej na diagnostykę.

Pacjent wyjeżdża na zdjęcia. Zespół nie świętuje sukcesu, na tym niewielkim oddziale mają w miesiącu kilka podobnych. Ale zmęczenie, owszem, daje o sobie znać. Lekarze z dwoma pielęgniarkami na moment siadają, jeden chwyta duraleksową szklankę z zimną kawą, którą zrobił dwie i pół godziny wcześniej. Łyk. Rozsuwają się drzwi. To pielęgniarka.

– Panie doktorze, zrobiłam pacjentowi z ulicy EKG. Są zmiany niedokrwienne.

Czyli zawał. Jeden z lekarzy kończy dwuminutową pauzę, znika.

Mija kilkanaście sekund. Znów rozsuwają się drzwi. Teraz jakiś gość z ręcznikiem owiniętym wokół ręki. Momentalnie wybucha.

– To ja, kurwa, czekam od dwóch godzin, aż ktoś mi łaskawie pomoże, a wy sobie, do chuja, kawkę pijecie? Na dodatek ja siedzę i czekam, a jakiś gość wchodzi z ulicy i zajmujecie się nim od razu? Poza kolejnością? Robicie sobie, kurwa, jakieś żarty?! – krzyczy.

– Proszę pana, właśnie skończyliśmy reanimację. Musimy chwilę odpocząć. Proszę stąd wyjść i czekać na swoją kolej – mówi jedna z pielęgniarek. I tak jest wyjątkowo miła dla agresywnego pacjenta.

– Gówno mnie obchodzi jakaś reanimacja!

Konsternacja, ale tylko chwilowa. Takie zachowanie to przecież smutna norma.

Może trudno to sobie wyobrazić, ale warto spróbować. Zespół prowadzi jednocześnie dwie reanimacje. Dwa zatrzymania krążenia zwiezione przez karetki w jednym momencie. Leżą i walczą łóżko w łóżko. Na oddziale sytuacja w miarę opanowana (czytaj: pełno potrzebujących, ale nikt nie umiera), całe siły przerzucone więc tylko na to. Adrenalina w podwójnej dawce, podwójne uciski, podwójny tlen. A w poczekalni awanturuje się kobieta – córka starszej pani przywiezionej z migotaniem przedsionków. Czyli sprawą mogącą czekać. Jest tak namolna, że pielęgniarka na recepcji nie daje sobie z nią rady. Prosi o pomoc lekarza, który właśnie odpoczywa po kolejnej pętli reanimacyjnej.

– Kiedy zajmie się pan moją mamą? – pyta kobieta. Oblicze ma ostre jak tasak. To chyba sugestia, że nie prowadzi negocjacji, a po prostu wymaga.

– Nie teraz, prowadzimy dwie reanimacje – szybka odpowiedź.

– To czy może pan przerwać reanimację i zająć się moją mamą?

Doskonale wie, co mówi i czego wymaga. Lekarz uśmiecha się tylko pod nosem. Zawrotka na pięcie, powrót do erkowej sali.

Inny oddział ratunkowy. Za Wojtkiem – triażowym (osobą decydującą o kolejności przyjęć według stanu zdrowia pacjenta, a nie momentu jego pojawienia się na izbie przyjęć) od kilkudziesięciu minut biega kobieta, prosi o miejsce na oddziale. Mówi o bólu, że już dłużej nie da rady.

– Oddział nie jest z gumy, nie mam gdzie pani położyć. Pani stan zdrowia pozwala na czekanie. Musi pani czekać. Albo tak jak pani już mówiłem, może pani spróbować w Nocnej Pomocy Lekarskiej – mówi Wojtek.

Mija kilka minut, sytuacja się powtarza. Po kolejnych pojawiają się nerwy, krzyki i groźby.

– Dobrze, zapraszam panią ze sobą.

Ratownik uchyla drzwi, wprowadza zadowoloną z siebie pacjentkę. A tam – łóżka zajęte, ludzie na wózkach i krzesłach, nawet na materacach na ziemi.

– No, proszę teraz do kogoś podejść i zrzucić go z łóżka. Tutaj leży pani z ostrym bólem brzucha, tutaj pani, która jeszcze dwie godziny temu była reanimowana. Tu pan z podejrzeniem udaru. Proszę, niech pani kogoś wyprosi i się położy na jego miejscu.

Nie chciała.

Prokurator za mielone mięso

– Czasy są podłe, system do szpiku chory, a ludzie bezczelni – mówi Piotr. – Według raportu NIK 80 procent pacjentów, którzy pojawiają się na oddziałach ratunkowych, w ogóle nie powinno się tam znaleźć. Powinni iść ze swoimi problemami do przychodni zdrowia, Nocnej Pomocy Lekarskiej albo po prostu na stację benzynową po paracetamol. Z wielu powodów lgną jednak do oddziałów ratunkowych. Jeśli już dostaną się do lekarza pierwszego kontaktu, ten najczęściej nie zleci dodatkowych badań krwi albo moczu. Ze zwykłej chciwości, bo jeśli zleca, musi płacić za to z puli na wszystkich pacjentów, którą dostaje od NFZ. Mój kolega, lekarz rodzinny, miesięcznie wydaje na to 3500 złotych. Jego kolega zza ściany – tylko 500 złotych, ale w tym czasie wypisuje skierowania na SOR. Wie, że jeśli wyśle do nas człowieka, pacjent zostanie gruntownie przebadany, a on nie wyda grosza. Inna sprawa: w Nocnej Pomocy Lekarskiej często pracują lekarze jeszcze bez specjalizacji. Dorabiają do rezydenckiej bieda-pensji. To często lekarze robiący specjalizację z wąskiej dziedziny, na przykład radiologii. O wielu rzeczach nie mają zielonego pojęcia. Są zatrudniani na kontrakty i odpowiadają za błędy całym majątkiem, więc ze strachu przed prokuratorem kierują pacjentów do szpitala.

Darek: – Ludzie uważają SOR za wielką przychodnię, laboratoria i zespół diagnostyki, gdzie od ręki mogą sobie zrobić badania. To prawda, mamy tu możliwości diagnostyczne. Wszyscy zapominają jednak, że są one przeznaczone dla pacjentów w stanie nagłego zagrożenia życia!

– Gdyby pojawiali się tu tylko pacjenci, którzy rzeczywiście powinni, byłaby to praca marzeń. Oddział ratunkowy byłby od ratowania. A niestety praca jest, proszę mi wybaczyć, przesrana. Jako triażowy muszę się codziennie boksować z ludźmi, którzy zamiast iść z wysypką do lekarza pierwszego kontaktu, przychodzą do nas. Przecież to tak, jakby starszy pan przyszedł z przerostem prostaty na pediatrię – mówi Wojtek.

Przez niewydolność systemu (na przykład przez brak numerków do lekarza pierwszego kontaktu z jednej strony i wykłócanie się o przyjęcie na SOR z drugiej) w poczekalniach oddziałów ratunkowych dochodzi do scen wręcz absurdalnych.

– Ludzie nas straszą, nagrywają smartfonami, mówią,

jakie mamy im robić badania. „Jak pan nie zabierze mamusi do szpitala, to pójdzie pan siedzieć" – nawet sobie nie zdajesz sprawy, ile razy coś takiego słyszałem. Zastraszeni lekarze i ratownicy boją się nie przyjąć takiej osoby. Nikt nie chce ryzykować, więc kolejki rosną – przyznaje Piotr.

Pewnego dnia na oddział Wojtka i Darka przyszła kobieta z siatką z zakupami. Stała bywalczyni, wielokrotnie odsyłana przez dyżurnych do NPL. Tym razem znów z niepoważnymi dolegliwościami, znów odesłana do lekarza rodzinnego. Po miesiącu listonosz zostawił na oddziale prokuratorskie pismo. Pani oskarżyła lekarzy i pielęgniarki o kradzież pomidorów oraz mielonego mięsa. Pięciu pracowników oddziału musiało iść do prokuratury i składać zeznania w sprawie domniemanej kradzieży produktów na niedzielny obiad.

– Wsiadła nam na psychikę tak bardzo, że śniło mi się, że jadę nowym samochodem, a jej dzieci rzucają we mnie kamieniami. Próbuję łapać te cegłówki, w końcu budzę się mokry – śmieje się Wojtek, ale dodaje na poważnie: – Takich pacjentów jest ogrom. Roszczeniowi, opryskliwi, wulgarni. Jeśli dolegliwości nie nakazują przyjęcia, pacjent jest odsyłany. Większość przedstawia jednak takie objawy – często po przejrzeniu w internecie porad „co powiedzieć, żeby przyjęli" – że strach ich odesłać. Bo na tysiąc podobnych przypadków w jednym może się coś stać. I wytłumacz się później sądowi, dlaczego nie udzieliłeś pomocy. Dlatego na SOR-ach jest taki ścisk. System jest niewydolny do tego stopnia, że w kolejkach stoją czasem nawet karetki – mówi Wojtek.

To prowadzi do kolejnych kuriozalnych sytuacji.

– Dobrze, już idę po pana doktora. – Pielęgniarka z dyżurki wstaje, znika za drzwiami.

30 sekund, te same drzwi ulegają naporowi wysokiego, dobrze zbudowanego blondyna w białym fartuchu. Musi być wściekły. Przez moment słucha głosu w słuchawce, ale w końcu wybucha.

– Odpierdol się ode mnie człowieku, daj mi teraz spokój! Gość mi leży na erce, nie wiem, czy mu się do łba nie leje, a ty mi tu pierdolisz coś o 25 minutach! – Krótka piłka, bez uścisków przed rozłączeniem. Słuchawka rzucona, lekarz już za drzwiami. Scenę obserwuje osiem osób siedzących na plastikowych krzesełkach w poczekalni.

– No patrz, Krystyna, co za cham! Kto to widział? – To jedna z kobiet czekających na swoją kolej.

Gdy słusznie mówi do Krystyny o chamstwie, nie ma pojęcia, że to ratownicy czekający od 25 minut przed oddziałem z pacjentem w karetce i mający już zlecenie na kolejny wyjazd zadzwonili ze skargą do wojewódzkiego koordynatora. Że wulgarny lekarz ma w tym czasie na oddziale czterech pacjentów, którzy nie powinni tam być, ale każdy z nich wymaga atencji. Że w tym samym czasie na sali R leży nieprzytomny w trakcie diagnostyki. Że wypił alkohol niewiadomego pochodzenia, że spada mu ciśnienie. Że trzeba było przerzucić tam siły, żeby chłopa w ogóle utrzymać przy życiu. Że ktoś szuka dla niego miejsca na oddziale intensywnej terapii. Że tutaj nie ma, że w drugim szpitalu miejskim też nie ma, że trzeba dzwonić do 15 różnych ośrodków w promieniu 150 kilometrów. Że w końcu znajduje się miejsce na OIOM-ie w Zgorzelcu. Że trzeba organizować transport, a w szpitalu nie ma karetek. Że w tym samym czasie przyjeżdża karetka z pijanym, agresywnym pacjentem z urazem głowy. Że pacjent się miota, wstaje, zrywa opatrunek. Że cała poczekalnia jest we krwi, cały podjazd też bordowy. I że w tym właśnie momencie koordynator postanowił zadzwonić i poprosić o kulturalne, spokojne i wyczerpujące wyłożenie sytuacji, dlaczego karetka czeka już 25 minut…

Codzienny armagedon

Dla pracownika SOR-u wyrwanie pacjenta ze szponów śmierci nie jest wcale największym wyzwaniem. Nie jest nim błyskawiczne podejrzenie udaru albo zaopiekowanie się osobą, której maszyna rolnicza ucięła rękę na wysokości łokcia. O wiele trudniejsze jest ściągnięcie spodni nieprzytomnemu, mającemu we krwi sześć i pół promila alkoholikowi i umycie mu tyłka z zaschniętego, cuchnącego kału. Później – zacewnikowanie. Później – założenie wkłucia. Dla pielęgniarek i ratowników zatrudnianych na oddziałach ratunkowych to codzienność. Skala jest wstrząsająco gigantyczna.

– Jak robiłem szkołę, ratownictwo medyczne, nasłuchałem się o wzniosłych celach. Ideały runęły w pierwszym tygodniu pracy. Zwożą do nas dosłownie wszystko. Oczywiście są zawały, udary, obrzęki płuc, wypadki, ale nasza zmora to alkoholizm i zaniedbanie – mówi Wojtek.

Sobota, majowe popołudnie. Pary spacerują deptakiem, dzieciaki naciągają rodziców na cukrową watę i kulkowe lody. Uliczny grajek mógłby starać się trochę bardziej, ale nie ma już co wybrzydzać. Później w stronę parku, do przyjemnego cienia. Tu lekkie poruszenie, bo ktoś leży pod ławką. Dla większości spacerowiczów to zwykły, ludzki śmieć. Na pewno pijany, nie ma co podchodzić. Dobrze, że ktoś w ogóle zdecydował się zadzwonić na 112.

– On tu leży i się nie rusza – mówi dzwoniący, ale ani myśli udzielać pomocy.

Przyjeżdża karetka, ratownik wyławia chłopa z jeziora wymiocin. Oddycha, ale kontaktu nie ma z nim żadnego. Mieszanina alkoholu, rzygowin i brudu tworzy dość specyficzny bukiet zapachowy. Nie ma innej opcji, trzeba jechać na SOR. Na oddziale badanie krwi: grubo ponad sześć promili. Piękny wynik. Jak na ten oddział – rekordowy.

– Brak świadków zdarzenia. To zadrapanie na czole raczej nie z dzisiaj, ale pewności nie ma – mówi obsługa karetki lekarzom.

Procedura jest więc jasna: nieprzytomny od alkoholu pacjent, z podejrzeniem ewentualnych urazów głowy, musi przejść cały proces diagnostyczny, nie wyłączając tomografii komputerowej. Nie ma lekarza, który zrezygnowałby z tego badania. W przypadku późniejszych powikłań doktor zatrudniony na kontrakt odpowiada za błędy całym swoim majątkiem. W Polsce pacjent rekordzista miał w ciągu roku 160 tomografii. Koszt jednej to około 300 złotych. Normalni ludzie zapisując się na badanie, czekają trzy miesiące w kolejce.

Pacjent jedzie na tomograf, wraca w jeszcze gorszym stanie, niestabilny. Decyzja: jak najszybciej na OIOM. Podjeżdża wewnętrzna karetka, pijaka wspiera respirator, kardiomonitor, pompy infuzyjne. Później kilka godzin walki o życie podławkowej znajdy na oddziale intensywnej terapii. W końcu odzyskuje przytomność. Zanim ktokolwiek zdąży mu zakomunikować, gdzie jest i co się wydarzyło, wstaje, wyrywa z siebie cewnik, zrywa wenflony, chlapie dookoła krwią. Krzyczy:

– Pierdolę to, idę do domu!

I idzie.

Temu jeszcze sprzyjało szczęście, bo miał później okazję wypić za swoje zdrowie. Inna, ale podobna historia swój finał znalazła na prosektoryjnym stole. Wiejski cwaniak, pijak, mistrz gminy założył się pod sklepem z kumplami, że wypije całą flaszkę z gwinta. Wydudnił wódkę ze smakiem, butelką rąbnął o ziemię, od kolegów dostał owację na stojąco.

– I co, kurwa?! Mówiłem, że wypiję!

Kilkadziesiąt minut później reanimowali go policjanci, następnie ratownicy w karetce, na końcu ekipa tutejszego SOR-u. Raz wracał, raz odchodził, później znów wracał. Wysłali go na OIOM, ale on już cewnika nie był sobie w stanie wyrwać. Tę głupotę ekipa pogrzebowa zasypała kilkudziesięcioma kilogramami cmentarnej ziemi.

Takie atrakcje to tutaj norma, codzienność.

– Zdarzają się dyżury, przede wszystkim w weekendy i święta, podczas których wszyscy pacjenci na SOR-ze są pod wpływem alkoholu. Nawet nie tyle pijani. Oni są po prostu NAJEBANI. Nie ma nikogo z migotaniem przedsionków, nikogo z udarem, zawałem. Wszyscy z promilami. Ten tutaj pięć, tamten sześć, ten na materacu na ziemi 4,5 promila. Na oddziale są tylko dwa łóżka z pasami, które pozwalają na unieruchomienie pacjenta. No i co z tego, że zwiążemy dwóch z dziecięciu, skoro ośmiu biega po korytarzach i demoluje sale? Wyrywają się, nie są w stanie iść, upadają, walą twarzą w ziemię i trzeba im później szyć łuki brwiowe, opatrywać połamane od uderzeń w szpitalne szafki nosy. Przewracają urządzenia, kroplówki. Zaczepiają innych pacjentów. Zrywają opatrunki, wyrywają wenflony, więc krew sika po ścianach i podłogach. Miesza się z ich wymiocinami, a salowa lata z mopem i próbuje to wszystko sprzątać. To taki nasz codzienny armagedon. A na zmianie ja, lekarz i cztery pielęgniarki... Często sobie nie radzimy. Raz był taki burdel, że jak o północy wezwałem na oddział policję, to siedzieli z nami do szóstej rano. Po prostu nie mogliśmy ogarnąć tych ludzi – wspomina Wojtek.

Kiedyś, na samym początku, umiał o tym opowiadać ze śmiechem. O tym, jak po przywiezieniu dwudziestolatka po dopalaczach i wódzie cała załoga nie była w stanie wpiąć go w pasy. Jak on – stukilogramowy ratownik – musiał pacjentowi klękać na rękach, żeby pielęgniarki mogły go przytwierdzić do łóżka. Dziś śmiechu nie ma. Jest irytacja i zrezygnowanie.

Agresja to tutaj stały bywalec. Piotrek z centrum urazowego wielokrotnie podczas swoich dyżurów godził się z losem i czekał na moment, kiedy pacjent rzuci w niego monitorem bądź pobije stojakiem od kroplówki. Na co drugim dyżurze wyzywany jest od kurew, szmat i pedałów, jednym uchem wpuszcza ten potok obrzydliwości, drugim go wypuszcza, ale po sierpniowym zdarzeniu było naprawdę dramatycznie. Karetka przywiozła na oddział wyjątkowo agresywnego i wulgarnego pacjenta. Wyrywał się, miotał. W końcu zaczął pluć na pielęgniarki i lekarzy krwią.

– Mam hacefała! Mam HCV! – wydzierał się przy tym na cały szpital. Może psychopata, ale przynajmniej prawdomówny, bo nie kłamał.

Piotrkowi zakażoną krwią splunął prosto w twarz. Pacjentowi założono później sprawę w sądzie, tylko co z tego, skoro przez kolejne miesiące lekarz musiał przechodzić badania wykluczające zarażenie wirusem.

– Niektórych pijaków znamy z imienia i nazwiska, bywają na oddziale częściej niż pracownicy. Jeden miał kiedyś sześć i pół promila. Chodził, przedstawiał się i bezbłędnie recytował swój PESEL. A przecież sześć i pół promila to dawka, która dla normalnego człowieka kończy się obrzękiem mózgu, wizytą na OIOM-ie i śmiercią. Najwięcej w życiu widziałem siedem i dwa. Ale ten pan grzecznie spał.

– Dlaczego takie przypadki są zwożone na SOR? Przecież są izby wytrzeźwień...

– Znakomite pytanie! Już ci odpowiadam: wynika to z definicji. Powyżej trzech promili to stan zagrożenia życia. Izba wytrzeźwień w naszym mieście nie chce przyjmować ludzi z trzema promilami. Wszyscy ponad ten stan są więc kierowani do nas. Z jednej strony oddziału na śmigle zlatują ofiary wypadku samochodowego, reanimuję dzieci, zaopatrzam człowieka ze zmiażdżonymi nogami, a z drugiej strony po oddziale biegają półprzytomni pijacy, którzy w piątkową noc dostali pod klubem butelką w łeb. Albo po prostu znaleziono ich na chodniku. Dla nas to gigantyczny problem.

10 nocy w swoim łóżku

Różne są oddziały i różna na nich intensywność pracy. Na niektórych można czasem znaleźć dwie-trzy godziny spokoju i przyłożyć głowę do poduszki. Pielęgniarka ma budzić w trudnych chwilach. Są też oddziały, gdzie o śnie nie ma co śnić. Na takim właśnie pracował Piotrek.

– Na moment odszedłem z SOR-u do pogotowia, żeby odsapnąć psychicznie i fizycznie. Najcięższy dyżur w karetce jest i tak lżejszy niż najlżejszy na oddziale ratunkowym – mówi.

W centrum urazowym nie ma chwili, żeby wziąć głębszy wdech. Momentu, by normalnie zjeść. Grzejesz obiad w mikrofalówce cztery razy, bo cały czas cię odciągają od stołu. Gdy Piotrek przychodził do roboty, pracowało tu 10 lekarzy specjalistów medycyny ratunkowej. Dziś jest sześciu. Niektórzy nie wytrzymali tempa, teraz trzeba robić ponad siły, żeby spiąć grafik. Piotrek najwięcej w miesiącu przepracował 410 godzin. Norma to między 350 a 400 godzin. Teraz padnie kwota, uwaga, proszę o zachowanie spokoju: miesięcznie na kontrakcie zarabia około 30 tysięcy złotych brutto. Minus 1300 złotych ZUS i 19 procent podatku. Brak lekarzy w połączeniu ze zwożonymi tu przypadkami najcięższymi z możliwych powoduje zwiększenie stawek. A o jakich przypadkach jeszcze mowa? Na przykład o mężczyźnie z krwiopluciem, który chwilę wcześniej wrócił z egzotycznej wycieczki. Podejrzenie eboli, specjalne skafandry (i tak nieprzystosowane do tego wirusa), antybiotyki. Na szczęście to nie była ebola, ale zespół miał trochę stracha.

Kasa, jak na polskie warunki, jest dobra, ale praca – wykańczająca psychicznie i fizycznie. Po przedłużonym dyżurze, czyli 24 godzinach plus siedmiu następnych Piotr wracał do domu, po drodze siadał na ławce na placu zabaw i tam usypiał. Spał, a dzieci chodziły wokół niego i pytały swoich mam: Czy temu panu na pewno nic się nie stało? Może trzeba zadzwonić po karetkę?

– Zdarzało mi się pracować pełne dwie doby non stop i uważam, że ostatnie godziny mojej pracy były zagrożeniem dla pacjentów. Na polskie warunki zarabiam bardzo dużo pieniędzy, bo 20 tysięcy złotych netto, ale robię na dwa i pół etatu, większość życia spędzam w pracy. Nie dzieje się tak z chciwości. Tego wymaga ode mnie pracodawca. Bez mojej dyspozycyjności nie zepnie grafiku – mówi.

Darek spędza w pracy dwie trzecie miesiąca. Oprócz niewielkiego oddziału ratunkowego są trzy oddziały pogotowia i jeszcze jeden oddział ratunkowy w innym mieście. W swoim łóżku śpi 10–11 nocy w miesiącu. Do szpitala, w którym właśnie rozmawiamy, ma z domu 120 kilometrów. Leśnymi drogami, przez wioski, to prawie dwie godziny w jedną stronę. Dojeżdża tak od czterech lat, ma tu 10 dyżurów w miesiącu. Na tej trasie spędza 40 godzin w miesiącu.

– Gdyby się nie opłacało, to bym nie przyjeżdżał. No i ja chyba jednak nadal lubię tę robotę. A najtrudniejsze momenty? Jeżeli ktoś ma przeżyć, to nawet mimo ewentualnych błędów podczas transportu i reanimacji – przeżyje. Jeżeli ma umrzeć, to choćbyśmy korzystali z najbardziej zaawansowanej techniki i prowadzili akcję według wszelkich procedur, podawali wszystkie możliwe leki – umrze. Tak, jakby nad całością jeszcze ktoś czuwał. A raczej Ktoś, kto ma plany wobec chorego...

Fuchy w wolnych chwilach

Wojtek składa myśli w zwarty komunikat. W końcu mówi: – Prosisz, żebym opowiedział o moim najcięższym dyżurze. Nie umiem tego zrobić. Tu nie ma czegoś takiego, jak najcięższy dyżur. Każdy jest albo ciężki, albo bardzo ciężki. Zdarza się, że przez okrągłe 24 godziny nawet nie usiądziesz. A dyżury bywają i kilkudniowe.

– Czasem kładłem się na łóżku reanimacyjnym, żeby złapać chociaż godzinę snu. Usypiałem, ale dyżur trwał w mojej głowie. Śniły mi się reanimacje, osoby po ciężkich wypadkach. Najczęściej jednak pijacy wbiegający hordami na oddział. Z pretensjami, pięściami do bicia. Nie mogłem ich powstrzymać. Śniłem o tym nawet w domu. Zastanawiałem się nad pójściem do psychiatry. Teść ma firmę budowlaną w Niemczech. Mówi mi: Nie bądź dureń, rzuć tę robotę! A ja nie umiem tego zrobić, lubię pracę na SOR-ze. Pytanie, jak długo jeszcze. Nie wiążę z tym zawodem przyszłości. Nie da się.

Wojtek pracuje około 300 godzin w miesiącu. Jest ratownikiem zatrudnionym na kontrakcie w SOR-ze. ZUS, podatek – wszystko na jego głowie.

– W styczniu rodziło mi się dziecko, wziąłem 10 dni wolnego, chciałem być blisko żony. Zrobiłem tylko 190 godzin, więc nie zapłaciłem ZUS-u i podatku. Gdybym zapłacił, zostałoby mi na życie 1000 złotych. W lutym wypracowałem ponad 300 godzin, więc zapłacę za dwa miesiące.

Zażynając się ponad siły na dyżurach, możesz zarobić 7 tysięcy złotych brutto. ZUS, podatek 19 procent – wychodzi niecałe 5 tysięcy. I pamiętaj, że aby tyle dostać, musisz praktycznie zamieszkać w szpitalu.

– Ponoć czasem dorabiasz na fuchach?

– Spawam metalowe ogrodzenia.

Na początku pracy na oddziale bardzo angażował się emocjonalnie. Teraz potrafi się odciąć, choć nie zawsze.

Jakiś czas temu karetka przywiozła kobietę – posiniaczoną, zmaltretowaną przez męża. Wszystkie żebra połamane, rana głowy, krwawienie w mózgu. Cała zmiana rzuciła się na pomoc. Po wstępnym zaopatrzeniu pacjentka została wysłana na neurologię.

– Gdy dotarła do nas informacja, że zmarła, w myślach powiedziałem do siebie: gdyby policja przywiozła jej męża do nas na przebadanie, mnie też musieliby zamknąć do więzienia.

Niedługo później przyjechał starszy pan, pod siedemdziesiątkę. Znali go tu wszyscy, bywał często, bo zdrowie szwankowało. Załoga bardzo go lubiła, nawet gdy cierpiał, zawsze zachowywał dobry humor, rozśmieszał pielęgniarki i salowe. Dobrze wychowany, serdeczny pan. Tego dnia przyjechał z dusznością. Wojtek przewiózł go na tomografię. Podczas badania pękł mu tętniak. Staruszek zmarł.

– Najgorsze, że nie było dla niego ratunku. Nic nie mogliśmy zrobić. Pracuję tu już dwa lata. Po jedenastym zgonie przestałem je liczyć.

Będzie coraz gorzej

Specjalistów medycyny ratunkowej w Polsce jest bardzo mało, około 900. To dziedzina szczególna, trzeba mieć predyspozycje do zarządzania zespołem, wydawania szybkich i trafnych poleceń. Na zaglądanie do książki nie ma czasu.

– Podczas kongresu medycyny ratunkowej w Karpaczu wypowiadali się goście ze Stanów Zjednoczonych. Chwalili się: w tym roku mieliśmy 1896 miejsc specjalizacyjnych i wszystkie zajęliśmy! A u nas w Polsce od lat są wolne miejsca, nikt nie chce robić tej specjalizacji. Idą na to tylko pasjonaci. Pytaliśmy więc: Jak to robicie, że u was jest inaczej? I wiesz, jaka była odpowiedź?

– Pewnie pieniądze.

– Dokładnie, *cash*. Medycyna ratunkowa jest w Stanach najbardziej opłacalną specjalizacją. No i lekarz nie pracuje tam czterystu godzin w miesiącu, ale to chyba oczywistość. Praca w ratownictwie jest niewdzięczna. Pacjenci nawet później ci nie podziękują. Podadzą rękę chirurgowi, który ich operował, ortopedzie, który ich składał. My w całym zamieszaniu giniemy, SOR to taka sortownia. A nasza praca jest szalenie ważna, przecież po kilka razy dziennie wyciągamy ludzi z zaświatów.

– Za dobrą robotę nikt cię tutaj nie pochwali. Z kolei za złą minę albo odburknięcie – zawsze się ktoś przyczepi. Pacjenci nie zdają sobie sprawy, jak wygląda nasza rzeczywistość, jak zorganizowana jest nasza praca. Przychodzą jak do sklepu, wymagają błyskawicznej opieki z uśmiechem na ustach. Gdy siedzą w poczekalni, nie mają zielonego pojęcia, co dzieje się za tymi białymi, magicznymi drzwiami – mówi Darek.

Po dwóch pełnych dniach na oddziale w końcu pakuje neseser, odwiesza fartuch. Dwa piętra w dół z dyżurki do wyjścia. Zanim wskoczy do auta, musi jeszcze przeciąć poczekalnię. Tam – pięć osób, brzęczący automat do kawy, jarzeniówka. Każdy wygląda pomocy. Darek zerka jeszcze w lewo. Nad wejściem na oddział napis: „Dziękuj Bogu, że możesz czekać. Ci za drzwiami czekać już nie mogą". Zapina kurtkę.

Imiona bohaterów zostały zmienione.

Niezniszczalna

– Od kilku lat ktoś nieprzerwanie zdziera ze mnie skórę. W gorszych momentach ból jest taki, jakbym rodziła. Boli zawsze. Pomaga medyczna marihuana. Ministerstwo Zdrowia udzieliło mi zgody na jej import, ale na wniosek o refundację odpowiada: „A to niby dlaczego? W Polsce są leki opioidowe, których pani jeszcze nie stosowała!". Minister nie rozumie, że opioidy robią ze mnie warzywo. Czy to grzech, że chcę w miarę normalnie żyć? Przecież ja mam dopiero 37 lat! Dla urzędów jestem jednak tylko wnioskiem, który można łatwo odrzucić.

Między pionem a poziomem

Pisk czajnika. Najpierw parzenie herbaty, później krótka droga z kuchni na taras. Promienie wiosennego słońca wkradają się do mieszkania przez okna, na zewnątrz przyjemny wiatr zamiata twarz rozpuszczonymi włosami. Drzewa pełne zawodzących ptaków. Lato za rogiem. Na stoliku obok leżaka czeka kolorowa gazeta na śliskim papierze. Na okładce jedna z gwiazdek wprawiających kobiety w kompleksy płaskim brzuchem i jędrnym tyłkiem.

Koło gazety – okulary przeciwsłoneczne. Jest kwiecień 2013 roku.

Marta takich kompleksów nie ma, też wygląda jak z okładki. Gdyby trzeba było opisać ją trzema słowami, idealne byłyby: optymizmem zaraża telepatycznie. Albo: wszędzie jej pełno. Milion pomysłów realizuje w biegu i z uśmiechem. Całe jej życie to aktywność. Pracuje jako kierowniczka stajni, ma uprawnienia instruktora jazdy konnej, hipoterapeuty. Prowadzi zajęcia w trzech klubach fitness, dorabia w salonie urody jako masażystka, zbliża się ku końcowi magisterskich studiów, pracuje też jako menedżer produktu. Jest mężatką. Koleżanek i kolegów ma tuziny. Typ kumpeli do piwa, odmalowania mieszkania i zimowego wejścia na Giewont.

Gdy w kwietniowe popołudnie wychodzi na taras, ma 32 lata. Za moment, w połowie drogi między pionem a niskim leżakiem, jej rzeczywistość rozsypie się na milion kawałków. Odstawi herbatę na stolik, spróbuje usiąść, a ból niemal zdetonuje jej lewe kolano. Wyrwie w górę na drugiej nodze, ale ta też nie wytrzyma. Mgnienie później padnie na leżak, herbata rozleje się po posadzce. W taki właśnie sposób – bez krwawego wypadku, genetycznej wady, wykrycia złośliwego nowotworu i płaczu w lekarskim gabinecie – Marta w cztery sekundy obierze kurs na dno. Tam nie będzie już męża, klubów fitness, koni, zimowego wejścia na Giewont.

– Jest tylko żebranie o pomoc i jedna myśl: jak pozbyć się bólu – mówi.

Poczyścimy kolana, powinno pomóc

Szuka pomocy, robi objazdową wycieczkę po niemal wszystkich gabinetach ortopedycznych we Wrocławiu. W miesiąc zalicza dziesięć rezonansów magnetycznych, dziesięć konsultacji. Prywatnie. Najtańszy rezonans – 500 złotych, najtańsza konsultacja – 150 złotych. Musi prywatnie, bo na badanie w ramach NFZ kazano jej czekać cztery miesiące. Podobnie z wizytą u lekarza w ramach składki, którą od kilkunastu lat płaci bez opóźnień.

Konsultacja, doktor, ocena opisu badania: brak zmian. Przy wyjściu – banknot dwustuzłotowy, 50 złotych reszty, do widzenia. Drugi lekarz, brak zmian, wszystko okej, kwota odliczona, banknoty: sto złotych, pięćdziesiątka, dwudziestka i dycha, do widzenia. Trzeci, czwarty, piąty, dziesiąty lekarz. Marta błaga o pomoc, nikt nie potrafi jej jednak odpowiedzieć na podstawowe pytanie: dlaczego nogi bolą tak, że nie jest w stanie normalnie funkcjonować?

Trafia na ortopedyczny oddział jednego z wrocławskich szpitali. Wokół ofiary wypadków, ludzie zagipsowani od stóp po głowę, unieruchomieni w szynach, mówią coś o śrubach i gwoździach, czasem o możliwych amputacjach. Jej twarz blednie z przerażenia otoczeniem. Śpi na korytarzu, bo na sali nie ma miejsc. Może to i lepiej. Lekarz:

– Poczyścimy kolana, powinno pomóc.

Pierwszy zabieg w lipcu 2013 roku, drugi w sierpniu. Nie pomagają.

– Później, podczas jednej z niezliczonych konsultacji, lekarz powiedział mi: Kochana, jakie czyszczenie kolan?

Przecież to kompletny absurd! Skąd mogłam o tym wiedzieć, gdy leżałam na łóżku w szpitalnym korytarzu i słuchałam o śrubach i amputacjach?

W styczniu 2014 roku jedzie do Krakowa. Prywatna wizyta, później operacja w prywatnej klinice: rekonstrukcja więzadła krzyżowego. Zabieg kosztuje 9,5 tysiąca złotych. Doliczając rehabilitację, wykłada 13 tysięcy (chce być jak najszybciej zoperowana przez uznanego lekarza medycyny sportowej). Nie pomaga, ból jest taki, że w głowie myśli plączą się w gigantyczny supeł.

– Jedyny plus: podczas zabiegu lekarze zorientowali się, że coś jest nie tak z troczkami rzepki.

Radełko do faworków

– Kiedy było najtrudniej?

– Gdy w pierwszych tygodniach szłam do lekarza, a ten krzyczał: „Pani jest wariatką!". Bo uważał, że nie mogło mnie boleć tak, jak mówiłam. Przecież w opisach badań nic nie było. Może gdyby obejrzał zdjęcia, wstrzymałby się z krzykiem?

Ból, z którym się zmaga, pcha ją w stronę obłędu. Jest realny. Próbowałeś kiedyś iść do pracy, normalnie żyć z zaniedbanym, wariującym zębem? No właśnie. A Marta cierpi kilka razy mocniej.

Jeździ wzdłuż i wszerz Polski. Szuka ratunku, odwiedza dziesiątki szpitali, gabinetów. Spala cysternę benzyny, łzy produkuje jak burzowa chmura. W końcu, po roku, trafia do lekarki z Holandii, która raz na jakiś czas przyjmuje w Warszawie. Wchodzi do gabinetu, pani doktor wyciąga dziwny przyrząd. Marcie kojarzy się z radełkiem do faworków. Babcia wykrawała czymś podobnym ciasto na jej ulubiony smakołyk. Pani doktor dotyka radełkiem skóry, zadaje pytania o odczucia. Procedura trwa kilka minut. Mówi:

– Cierpi pani na algodystrofię.

– Na co?

Algodystrofia, choroba rzadka. Powikłanie pooperacyjne, nadwrażliwość układu nerwowego. Rozwija się w skutek urazu, operacji, czasem nawet bardzo silnego stresu. Charakteryzuje się na przykład ciągłym, paląco-piekącym bólem. Cierpienie potęgują czynniki zewnętrzne – ciepło, zimno, wilgotne powietrze, a nawet hałas. Choroba jest nieuleczalna, można jedynie łagodzić jej objawy. W przypadku Marty nałożyły się wszystkie czynniki: nieprawidłowe rozpoznanie, nieprawidłowo przeprowadzone operacje, nieprawidłowa rehabilitacja.

No i stres.

Odpowiedź na pytanie „dlaczego bolą nogi?" zbiega się w czasie ze specjalistycznym badaniem kości w Warszawie w lipcu 2015 roku oraz zrobieniem zdjęć zgiętych kończyn. Wcześniej żaden z lekarzy na to nie wpadł. Wykonywano tylko badania na wyprostowanych nogach, co nie mogło prowadzić do wykrycia urazu. Potwierdza się, że problemem są troczki rzepki (w skrócie – rzepka porusza się nie po swoim torze). Lekarze proponują wszczepienie w kolano specjalnej taśmy i zastosowanie specjalnego żelu. Wszystko prywatnie (wiadomo). 13,5 tysiąca złotych za zabieg, 4 tysiące za rehabilitację. Wszystkie oszczędności wydała już w pierwszym miesiącu walki. Sprzedaż samochodu nie gryzie jakoś bardzo, ale sprzedaż ukochanego konia niemal wpędza w depresję.

– Rozstałam się z mężem, sprzedałam samochód i konia, lekarze uznali mnie za wariatkę, przestałam pracować, zostałam z jedną trzecią dochodu, wzięłam kredyty, które mnie przygniotły, na dodatek nieświadomi lekarze faszerowali mnie takimi psychotropami, że po ich zażyciu byłam zdewastowana fizycznie i psychicznie – mówi Marta. Można się zestresować.

Operacja w Warszawie też niewiele daje. Skierowanie do kliniki ortopedii w Otwocku, a tam – skierowanie na wózek inwalidzki. Do graciarni społeczeństwa miała zjechać w pozycji siedzącej. Ona jednak wciąż walczy, o kulach, na stojąco, mimo ciągłego bólu.

– Później, podczas jednej z niezliczonych konsultacji, lekarz powiedział mi: „Kochana, taśma, którą pani wszczepili, jest za krótka!". Skąd mogłam o tym wiedzieć, gdy leżałam w Warszawie na operacyjnym stole?

To nie życie, to wegetacja

Martę Potężną poznaję, gdy przyjeżdża do stolicy na komisję w ZUS-ie. Zatrzymała się u rodziny pod Warszawą. Czeka na mnie w domu na spokojnym, cichym osiedlu. Wiem, że cierpi na poważną, rzadką, postępującą i nieuleczalną chorobę. Nie pracuje. Wiem, że bije się z ministerstwem o refundację medycznej marihuany, bo kuracja jest droga, a dolegliwości nie pozwalają jej normalnie żyć. Że walczy o umożliwienie leczenia transgranicznego. Uznała, że siedem operacji w Polsce, które nie przyniosły efektu, to zdecydowanie zbyt wiele jak na jej jedno życie. Wiem też, że na razie walkę z ministerstwem przegrywa na każdym froncie.

24 minuty pociągiem, kierunek: Modlin. 10 minut spacerem z dworca pod sporą bramę, tabliczka: „Ja tu pilnuję". Domofon.

– Cześć, spróbuj sięgnąć ręką przez płot i sobie otworzyć. Jeśli nie dasz rady, będziesz musiał poczekać, bo zanim się tam doczłapię i ci otworzę, miną wieki. Nie bój się, pies jest zamknięty – słyszę w głośniku. Sięgam.

– Okej, idę.

Drzwi otwiera dobrze ubrana, zadbana kobieta w subtelnym makijażu. Jedyne, co zdradza jej problemy to kule, dzięki którym się porusza.

– Co, nie tego się spodziewałeś? – pyta i nie chcąc wpędzać w zakłopotanie, dodaje: – W tym kraju, jeśli za dobrze wyglądasz, to na pewno nic cię nie boli. Musisz być połamany, zaniedbany. Najlepiej, jakbyś leżał i był niedomyty. Twoja reakcja mnie nie dziwi. Nieustanie toczę ze wszystkimi boje: z lekarzami, którzy mi nie wierzyli, teraz z dyrektorem ośrodka pomocy społecznej, który wzbrania się przed dofinansowaniem mojej rehabilitacji. Gdybym była alkoholikiem, degeneratem, miała piątkę dzieci i pustą lodówkę, nie miała zębów, wtedy nie byłoby problemów. Dostałabym kasę. Jeśli jestem wykształcona i umyta, pieniądze mi nie przysługują. Ale czy pomoc społeczna nie jest dla ludzi w trudnej sytuacji? Niepełnosprawnych?

Marta jest niepełnosprawna i w trudnej sytuacji. Niewielu rzeczy pragnie równie mocno, jak powrotu do pracy, ale – przynajmniej na razie – nie ma na to szans.

– To nie życie, to wegetacja. Przez ból nie mogę pracować. Mam problemy z uwagą i koncentracją, ograniczone możliwości poruszania się. W lepszy dzień kilka kroków potrafię zrobić bez kul. Zazwyczaj jednak nie rozstaję się z nimi. O samotnym wyjściu z domu dalej niż do furtki mogę pomarzyć. Moja choroba jest formą uwrażliwienia układu nerwowego. Pewne bodźce odbieram mocniej, inne słabiej. Nie mogę słuchać głośnej muzyki, bardzo źle się czuję w centrum miasta, mam problemy z pamięcią. Dla osoby, która kiedyś była tak aktywna, to jak tortury – tłumaczy.

Siedzimy przy stole. Mówi, że dziś miała w miarę spokojną noc (czytaj – ból nie wyrywał jej co chwila ze snu). Że wzięła prysznic, zrobiła makijaż, przygotowała śniadanie. Gdyby noc była niespokojna, starałaby się zrobić to samo, żeby się nie rozsypywać, nie grzebać życia pod kołdrą w łóżku. Każda zwykła czynność męczy ją jednak podwójnie. Prysznic musi brać z kulami. Kule się przewracają, ona się denerwuje, podnosi, znów się przewracają. Trzeba się wytrzeć, kolejne wyzwanie. Później powolne zejście z piętra na parter. Śniadanie i leki. Plan dnia ustala jej samopoczucie. Jeśli bardzo boli, ruchy ogranicza do minimum, medytuje, pomaga mała, czerwona lampka sollux. Jeśli boli tylko trochę, próbuje spacerować po mieszkaniu, wprowadza elementy pilatesu. Czasem odwiedzą ją znajomi (ona w gości nie jeździ). Telewizji nie ogląda. Zajmuje się schorowanym tatą. W wieku 33 lat znów zamieszkała z rodzicami. Nie było wyjścia, bo nie dość, że stała się finansowym trupem, to jeszcze potrzebuje wsparcia w codziennych czynnościach.

ZUS płaci jej rentę: 770 złotych miesięcznie. Właśnie wróciła z komisji. Jeszcze wczoraj było nerwowo, bo nie było wiadomo, czy zakład przedłuży świadczenie. Przedłużył. 770 złotych nie wystarcza jednak nawet na miesięczny koszt rehabilitacji (ponad 1000 zł). A gdzie leki? Lekarze? Chleb?

– Nie wiem, co bym zrobiła bez pomocy rodziców i przyjaciół. Mama wzięła dodatkowy etat, żeby mnie wspomóc finansowo. Wożą mnie na zakupy, rehabilitację. Rehabilitacja manualna, a tylko taka wchodzi w grę w moim przypadku, dostępna jest tylko odpłatnie. Przyjaciele czasem pomagają wykupić leki. Jako osoba, dla której niezależność była jedną z najważniejszych cech w życiu, dziś czuję się jak żebrak. Jestem na dnie społeczeństwa. Staram się zbierać kasę z jednego procenta, nagrałam nawet filmik do sieci z prośbą o wsparcie. Widziałam reakcję ludzi… Nie jestem chorym dzieckiem, nie jestem skatowanym pieskiem. Wyglądam w miarę normalnie, więc nikt się nade mną nie pochyli. Poza tym w internecie jest tyle tragedii i błagania o pieniądze, że zdrowi ludzie są tym zmęczeni. Odwracają wzrok. Szczególnie od takich osób jak ja. „Ona jest chora? Bez jaj, na pewno sobie poradzi" – mówią czasem. A ja tego słucham.

– A co z pomocą państwa? – pytam.

Śmiech.

Jest pani rozemocjonowana!

Lato 2015 roku. Otwock. Lekarze się poddali, z Marty chcą zrobić wkład do inwalidzkiego wózka. Ona walczy.

Przez półtora roku dobija się do jednego z najbardziej znanych szpitali ortopedycznych w kraju. Telefonicznie próbuje dorwać jednego z uznanych profesorów (na wyjazd nie ma już kasy i energii). Nie odbiera. Jeden dzień, drugi, piąty.

– Nie wytrzymałam. Pewnego dnia wykonałam do niego 70 połączeń. Być może doktor pomyślał wtedy, że jestem chora na głowę, ale w tym kraju tak widocznie trzeba. Bo jak inaczej, skoro w poczekalni przed gabinetem profesora ludzie regularnie rzucają się innym do gardeł, obłęd kipi im z oczu, zdesperowani zastawiają drzwi kulami, byle tylko dostać się do doktora na konsultację? To już prawdziwa walka o przetrwanie, dżungla – mówi.

Konsylium w szpitalu organizuje w zasadzie sama. Wydzwania lekarzy, umawia terminy. W końcu siada naprzeciwko zespołu w białych kitlach. Podchodzą, macają jej kolana, ostukują, ruszają, przeglądają dokumenty. Marta uważnie śledzi każdy ich ruch, chłonie każde słowo. Pojawia się nadzieja. To wtedy padają też słowa o zbyt krótkiej taśmie w kolanie, czyszczeniu kolan. Zapada decyzja o przyjęciu do szpitala na kolejną operację. Jednemu z nich później, już na oddziale, wyrywa się: – Jest mi wstyd za kolegów po fachu. Mamy pomysł na pani leczenie!

Marta: – W dniu przyjęcia szpital zamykał oddział i zamiast planowanej osteotomii (przecięcie kości i poprawa ich kształtu) zrobili mi rekonstrukcję troczków rzepki. Po operacji kolejny raz wszystko mi się rozjechało. Wybłagałam drugie konsylium, ale ponieważ operował mnie ordynator, nikt już do mnie nawet nie wstał. Podważać autorytet szefa? To przecież byłoby szaleństwo! Podczas konsylium jeden z lekarzy palnął: „Jest pani rozemocjonowana!". Spuściłam tylko głowę i powiedziałam: „Od kilku lat staram się wyleczyć. Przyszłam tu o kulach, a wy chcecie, żebym wyjechała na wózku i już z niego nie wstała. Czy to takie dziwne, że jestem rozemocjonowana?".

Zrobiono kolejną operację, siódmą. Nie pomogła.

– Nie chciałaś nikogo podać do sądu?

– Sprawa ciągnęłaby się latami. Nie mam na to ani pieniędzy, ani nerwów. Poza tym nikt nie chciał mi przecież zrobić krzywdy. Dla mnie priorytetem jest zdrowie. Wciąż jest szansa powrotu do w miarę normalnego życia. Jeśli uda się w końcu poprawnie przeprowadzić operacje kolan, jest szansa na wyciszenie objawów algodystrofii. W Polsce nie dam się już jednak nikomu zoperować. Siedem razy na stole? Wystarczy.

Po odwiedzeniu wszystkich możliwych miejsc w Polsce – północ, południe, wschód, zachód – Marta zdecydowała, że pomocy będzie szukać za granicą. U kogoś neutralnego, kto nie jeździ z tym doktorem na narty, który innego lekarza nie zna ze szkoły, który nie widuje się z jeszcze innym na konferencjach.

– Z przyjaciółmi zebrałam środki na wizytę u doktora Paleya, słynnego ortopedy ze Stanów Zjednoczonych, leczącego deformacje kości. Powiedział, że jest możliwa operacja w Stanach. Koszt: 80 tysięcy dolarów. Walczę, żeby NFZ udzielił mi zgody na leczenie transgraniczne.

– I jak ci idzie?

Śmiech.

Refundacja? W życiu!

Marta wlecze się do kuchni, sięga po koszyk z lekami. Gabapentyna – środek przeciwpadaczkowy umożliwiający wyciszenie układu nerwowego – kapsułka ląduje na stole. Nemtadine – to lek na alzheimera, ale Marcie pomaga na dolegliwości bólowe – tabletka wyciśnięta z opakowania. Szklanka wody do popicia. W koszyku jest jeszcze amitryptylina, przeciwdepresant. Po niego sięgnie, by mieć spokojny sen. Do tego jeszcze góra suplementów, witamin. No i odpowiednia dieta.

Ciągła walka z bólem jest dla niej jak toczenie głazu pod górę.

– Od kilku lat ktoś nieprzerwanie zdziera ze mnie skórę. W gorszych momentach ból jest taki, jakbym rodziła. Boli zawsze, nie mam chwil bez cierpienia. Nauczyłam się grać, maskować, żeby ludzie się ode mnie nie odwracali. Kto by chciał rozmawiać z kimś ciągle narzekającym? Ale prawda jest taka, że teraz siedzimy, gadamy, ale muszę się mocno skupiać, żeby formułować jasne komunikaty. Boli mnie teraz, będzie bolało, gdy już dopijesz herbatę i wyjdziesz.

Lekarze przepisują jej psychotropy i opioidy. Żeby zmniejszyć ból, bierze lek, a przez następne godziny leży na łóżku i lewituje między snem i jawą. Wymiotuje, ma problemy z chodzeniem. Lekarstwo jest jak przycisk wyłączający ją z życia. Po stwierdzeniu algodystrofii lekarze na chybił trafił szukają odpowiedniego specyfiku opioidowego, każdy wywołuje jednak efekty uboczne. Marta w końcu trafia do kolejnego lekarza od leczenia bólu. Z pomysłem: dlaczego nie medyczna marihuana?

Dostaje Sativex, olej z konopi w sprayu do stosowania pod język. Lek przypisany jest pacjentom chorym na stwardnienie rozsiane i padaczkę lekooporną. Trzy buteleczki kosztują bez refundacji 2650 złotych. Marty na olej nie stać, wykupuje 1/3 dawki. Działa świetnie, poza podrażnieniami w jamie ustnej. To jednak żadna niedogodność w porównaniu z bólem, jakiego nie umiesz sobie wyobrazić. W innych krajach szuka niższych cen, ale polska recepta nie jest tam honorowana. Oszczędza każdą buteleczkę. Stosuje lek, gdy ból nie pozwala myśleć, funkcjonować.

– W lutym 2017 roku złożyłam w ministerstwie wniosek o pozwolenie na import suszu medycznej marihuany i jego refundację. Jest tańszy, bez refundacji kosztuje około 1000 złotych. Procedura trwała trzy miesiące. Zanim urzędnicy w ministerstwie podjęli decyzję, wypisana przez lekarza recepta mogła już wygasnąć. Musiałam kombinować, szukać apteki, która trzymałaby mi ten lek na zapleczu. Obdzwoniłam wszystkie apteki w moim rodzinnym mieście. Nikt się nie zgodził. Wszyscy się boją, nie znają procedur, bo w Polsce regulacje dotyczące marihuany medycznej to fikcja. Po kilkudziesięciu telefonach znalazłam chętną do pomocy aptekę w Warszawie. Ministerstwo Zdrowia wydało w końcu zgodę na import, ale bez refundacji. Za trzy pudełeczka musiałam zapłacić ponad 900 złotych. I co miałam zrobić? Z czego zrezygnować? Z wizyty lekarskiej? Rehabilitacji? A może po prostu – z chleba? Lek wykupiłam przy finansowym wsparciu przyjaciółki, ale od decyzji się odwołałam. Moje argumenty nie miały jednak dla urzędników żadnego znaczenia. Niektórzy konsultanci powołani do wydania opinii (na przykład od medycyny paliatywnej, z którą nie mam przecież nic wspólnego), napisali, że nie wyczerpałam wszystkich możliwości dostępnych w Polsce. Że jest jeszcze szereg leków opioidowych, których powinnam spróbować. Spróbować! Jak cukierek! A czy ktokolwiek bierze pod uwagę, że opioidy mnie otumaniają, odbierają możliwość normalnego życia? Że nie powinno się ich brać przez długi czas, bo uzależniają? To leki dla pacjentów terminalnych, w końcowej fazie nowotworów, nieuleczalnie chorych. A ja przecież nie umieram, nie jestem pacjentem terminalnym, choć też cierpię! Na dodatek moja choroba jest nieuleczalna. Dlaczego nikt nie bierze pod uwagę mojego zdania? Dlaczego nikt nie chce słuchać, że medyczna marihuana przynosi mi ulgę, a jednocześnie nie sprawia, że jestem warzywem? Konsultanci, którzy nie widzieli mnie na oczy, wydali opinię: nie ma dowodów, że marihuana medyczna pomaga w leczeniu bólu. Czyli co: wiedzą lepiej, co mi pomaga? Dzięki czemu w miarę normalnie żyję? Dlaczego państwo swoimi decyzjami nakazuje mi wegetację na marginesie społeczeństwa? Walczę o swoje racje w sądzie. Minister odrzucił mój wniosek dwukrotnie, Wojewódzki Sąd Administracyjny również, teraz złożyłam skargę do Naczelnego Sądu Administracyjnego – mówi.

Nie jestem królikiem doświadczalnym

Bitwa o refundację marihuany to tylko jeden otwarty front. Drugi to próba wyrwania z NFZ zgody na leczenie transgraniczne.

– Jest dokładnie tak samo, jak w kwestii medycznej marihuany: pacjent musi wykorzystać wszystkie możliwości dostępne w Polsce. A przecież jak co miesiąc może się pojawiać nowy lek opioidowy, tak co chwila może pojawić się nowy lekarz, który powie: „Okej, to może teraz ja spróbuję zoperować tę panią". Tylko że ja już nie chcę! Dość! Nie jestem królikiem doświadczalnym! Wniosek o leczenie transgraniczne musi pacjentowi podpisać profesor doktor habilitowany. W Polsce lekarze boją się składać podpisy pod takim dokumentem, bo to uruchamia procedurę. Jeśli jest uruchomiona, pacjent może się odwołać do sądu od odmownej decyzji. I lekarze nie podpisują, bo po co im problemy?

– Tobie ktoś podpisał?

– Podpisał, ale wiesz, ile kosztowało mnie to błagań? Pieniędzy? Czasu? Podróży?

O ten jeden cholerny podpis Marta bije się przez kilka miesięcy. Wszyscy się odwracają. W końcu jedzie do Łodzi. W prywatnej praktyce połączonej z gabinetem rehabilitacji przyjmuje profesor, który obiecał pomóc. Wpakowała się do auta, przejechała pół Polski. Wydała pieniądze na hotel koło szpitala. Lekarz, zanim miał podpisać papier, kazał – oczywiście ze zniżką – poddać się rehabilitacji. Stosuje elektorstymulację, ćwiczenie na przyrządach, klasyczny masaż, czyli wszystko to, co tylko pogarsza stan zdrowia Marty. Pod dwóch dniach, wyjąc z bólu, ledwo doszła o kulach do gabinetu. Lekarz ani myślał jednak podpisywać dokumentów. Rzucił: Nic z tego! I sobie poszedł. Później nie odbierał telefonów, nie odpisywał na wiadomości. Marta znów została sama. Doczłapała się do auta, wróciła kilkaset kilometrów do domu.

– Oddzwonił do mnie o 12 w nocy. Był chyba podchmielony, musiało go ruszyć sumienie. Powiedział, żebym wysłała mu te dokumenty, a on je podpisze i odeśle. Wysłałam, nie podpisał, nie odesłał. Ostatecznie, po długich bojach, papier podpisano mi w Warszawie.

Wniosek wpływa do NFZ. Fundusz po kilku tygodniach wzywa Martę do uzupełnienia dokumentacji o kolejne zaświadczenie: tym razem dokument miał zawierać podpis lekarza, który zadeklaruje, że nie podejmie się w Polsce operacji. Czas na odesłanie pisma: trzy dni robocze. Marcie robi się słabo. Kto jej wystawi takie zaświadczenie? Przecież musiałby być idiotą. Poza tym, jak ma to załatwić w trzy dni? Prosi o pomoc kancelarię. Pro bono decyduje się ją reprezentować mecenas Paulina Kieszkowska-Knapik, ekspert prawa medycznego, w środowisku uznawana za wybitną specjalistkę.

Mecenas pyta Fundusz o przepis, który zobowiązuje Martę do dostarczenia takiego zaświadczenia. Pyta, bo doskonale wie, że takiej regulacji w przepisach po prostu nie ma. W odpowiedzi NFZ informuje, że zwoła nadzwyczajne konsylium złożone ze sław ortopedii oraz neurologii. Marta znów będzie się musiała stawić na odpowiedniej komisji. Lekarze obejrzą kolana, ostukają, przejrzą dokumenty (jeśli będzie im się chciało). W przypadku konieczności dalszego leczenia konsylium samo wybierze ośrodek, w którym dojdzie do zabiegu. Stany Zjednoczone zostały wykluczone, zanim Marta pojawiła się przed lekarzami i wypowiedziała choćby słowo. Decyzja nie jest jednak wiążąca.

Nie pasuje do tabelki

– NFZ tak zaciekle się broni, utrudnia możliwość leczenia poza Polską, bo chodzi o pieniądze. Pozytywna decyzja spowoduje, że opłacą mi leczenie za granicą. A dla nich, tkwiących w biedzie, liczy się przecież każdy grosz – uważa Marta.

Jej zdaniem w Polsce nie istnieją systemowe rozwiązania dla chorób rzadkich. Przez to lekarze mają problem z diagnozowaniem. Wszystkie informacje o swojej chorobie i jej leczeniu zdobywała sama. Oglądała w internecie wykłady lekarzy ze Stanów, czytała zagraniczne publikacje naukowe.

– Moja wiedza to efekt bardzo ciężkiej pracy. Z angielskiego geniuszem nie byłam, a przyswojenie medycznego nazewnictwa czy analiza składu leków to wielogodzinne siedzenie z zeszytem i robienie notatek. Pomagała mi kuzynka pracująca w języku angielskim. Przy tak dużym poziomie bólu czasem graniczyło to z cudem – opowiada.

Dużo czyta o tym, jak żyje się pacjentom chorym na algodystrofię w Niemczech, Stanach Zjednoczonych, Australii. Żyją normalnie. A ona tonie w papierach, wnioskach, odwołaniach, skargach, pozwach.

– Przez brak rozwiązań systemowych w Polsce po prostu nie ma mnie w żadnej tabelce w Excelu. NFZ i ministerstwu nie pasują objawy, nie ma procedur i wpadasz w koszyk ludzi i leków, w którym nigdy nie powinieneś się znaleźć. Dla urzędników jesteś kimś, kto swoimi wnioskami i walką chce okraść państwo. A ja bym zrobiła wszystko, żeby wrócić do świata żywych – mówi.

Na jak długo wystarczy sił

Marta zasypia i budzi się sama. Z mężem rozstała się niedługo po tym, jak zaczęły się jej problemy.

– Nie żalę się, nie płaczę. Jeśli ludzie rozstają się przez chorobę, to już wcześniej musiało być źle. A że dodatkowo mógł się wystraszyć? No pewnie, że mógł. Może też bym się wystraszyła? Z drugiej strony, pracowałam z niepełnosprawnymi dziećmi. Najczęściej to matki zostawały z nimi same. Jeśli ktoś później mówił: „Odszedłem, bo nie mogłem patrzeć na cierpienie", odpowiadałam: „Jesteś samolubem". Wiem jednak, że są różne podejścia. Czasem dochodzisz do wniosku, że życie jest tylko jedno i chcesz je przeżyć pozytywnie, bez zajmowania się problemami innych.

– Żeby stworzyć nowy związek, najpierw musisz się czuć dobrze sam ze sobą, a ja energię nakierowałam teraz na rozwiązanie kłopotu. Na początku choroby byłam sama w tak trudnych sytuacjach, że już się tego nauczyłam. Jestem kobietą lubiącą prostotę. Uwielbiam przyrodę, ciszę. Byłoby świetnie wyjść na zakupy, kupić szpilki. Teraz jednak i tak nie mogę ich nosić. Śmieję się, że założą mi je co najwyżej do trumny. Różnica między mną a kobietami niepełnosprawnymi od urodzenia jest taka, że one często niewiele miały okazję przeżyć. A ja przeżyłam wiele. Przez 32 lata żyłam normalnym życiem i wiem, do czego dążę, o co się biję. Dziś lgnę do ludzi zdrowych, chcę być jak najdalej od świata osób przeżartych chorobą. To odbiera siły, a ja sił potrzebuję do walki.

Zawsze myślała, że jest niezniszczalna. Nie była typem delikatnej kobietki. Teraz jej to pomaga, bo wciąż ma moc, by bić się o swoje.

– Nie wiem tylko, na jak długo wystarczy mi sił.

* * *

Paulina Kieszkowska-Knapik, adwokat, wspólnik w Kancelarii Kieszkowska Rutkowska Kolasiński:

– Medialna walka o legalizację marihuany medycznej, a później tzw. ustawa Liroya, to jedna wielka fikcja. Pod naciskiem matek dzieci chorych na padaczkę Ministerstwo Zdrowia w końcu się ugięło i zadeklarowało, że w jakimś zakresie medyczna marihuana będzie refundowana. Urzędnicy zwołali konferencję prasową i ogłosili to z wielką medialną pompą. Tyle tylko, że w ślad za informacją o refundacji do ministerstwa zaczęli się zgłaszać ludzie rzeczywiście potrzebujący tego leku. Wydano kilkadziesiąt decyzji o refundacji dla ludzi z padaczką. Dostępu do specyfiku zaczęli się także domagać pacjenci cierpiący na choroby nowotworowe i inne powodujące ból. Prowadziliśmy pro bono sprawę pacjentki będącej w stanie paliatywnym cierpiącej na glejaka. Nie udzielono jej refundacji, bo – jak później pokazały akta sprawy – ministerstwo przyjęło założenie, że chorym na raka marihuany nie będzie refundować. My jednak nie daliśmy za wygraną i poszliśmy do sądu administracyjnego. Sprawa ciągnęła się trzy lata, ale wygraliśmy. Wyrok był bardzo mocny, oparty o wykładnię prokonstytucyjną, zwłaszcza ochronę godności, w tym prawa do godnego umierania.

Historia pani Marty jest inna, bo pokazuje stosunek państwa do osób cierpiących, ale nie umierających. Jeśli pacjentka chce po prostu żyć bez bólu i nie jest przypadkiem paliatywnym, eksperci mówią bez skrupułów: na marihuanę jest za wcześnie. Pani Marta brała już kilka rodzajów opioidów i po każdym była zdewastowana. Lekarz prowadzący pani Marty i konsultant krajowy powiedzieli, że potrzebuje marihuany medycznej, bo po niej może funkcjonować. Nie likwiduje bólu, likwidując ją samą. Pani z ministerstwa i powołani przez ministra eksperci, którzy pacjentki nigdy nie widzieli, wskazali jednak, że stosowanie marihuany musi poprzedzić leczenie opioidami, nierefundowanymi zresztą w jej chorobie. W takim razie zadaję pytanie: kto przepisuje pacjentowi leki? Lekarz, który prowadzi pacjenta, czy pani w ministerstwie? A może eksperci, którzy pacjenta nie widzieli? W tej sytuacji było jedno wyjście: refundacja, bo opinie ekspertów się wzajemnie wykluczały, były niespójne, jeden z nich pomylił nawet choroby. Na dodatek pojawiła się sugestia, że lada moment na bazie tzw. ustawy Liroya pojawią się polskie środki, łatwiej dostępne. Czy ktoś bierze jednak pod uwagę, że specyfik będzie wymagał zgłoszenia do rejestracji? Że rejestracja trwa – i to długo? Pomijając już sam fakt, że do rejestracji nie został jeszcze zgłoszony żaden specyfik, to co tę kobietę obchodzi, że za rok albo dwa będzie jakiś polski preparat? Przecież ją boli tu i teraz!

Wszystkie opisywane przypadki są okropne. Sprawy te prowadzimy pro bono. Poznawszy wszystkie meandry prawa medycznego podczas komercyjnej pracy dla aptek i innych firm, jesteśmy winni społeczeństwu podzielenie się tą wiedzą. Idiotyzmy są nie do zniesienia, w regulacjach zdrowotnych wszystko jest w kontrze do zdrowego rozsądku i rozumu. Jednak trzeba z tym walczyć i się nie poddawać. W tej walce nie ma szybkich sukcesów, ale dla chorych ważne jest poczucie wsparcia prawnego.

* * *

Mimo wielokrotnych starań, próśb, wykonywanych telefonów, przeprowadzonych z urzędnikami rozmów i napisanych e-maili, nie udało mi się uzyskać komentarza Narodowego Funduszu Zdrowia w tej sprawie.

Trzecia płeć

– Mówisz, że dotknęła mnie znieczulica. Że jestem wredna, niemiła dla pacjentów i ich rodzin, wypalona zawodowo. Że brakuje mi empatii. A jaka mam być po 12 godzinach dyżuru, na którym trzy razy wkładałam zwłoki do plastikowego worka? Dlaczego mnie nikt nie spyta, jak się czuję? Jak radzę sobie z takimi obciążeniami? Regularnie słyszę jednak pod moim adresem: „Ty kurwo!". Wiesz, co wtedy odpowiadam? „Jeśli już, to Pani Kurwo".

Sala 329

Oddział patologii ciąży jednego z największych szpitali w Polsce. Karolina pracuje tu od siedmiu lat. Normalna, donoszona ciąża to w tym miejscu margines. Częściej spotyka pęknięte pęcherze płodowe w 20. tygodniu, kobiety roniące i rodzące martwe dzieci, matki zdewastowane psychicznie, na granicy nerwowego załamania. Alarmowy dzwonek uruchomiony przez pacjentkę o piątej nad ranem oznacza tu przeważnie coś dramatycznego.

Na monitorze w dyżurce mruga lampka. Wskazuje, gdzie potrzebna jest natychmiastowa pomoc.

Dzwonek. Dwie pielęgniarki zrywają się na równe nogi.

Wybiegają w prawo, pędzą ile sił. Mijają salę 324 (to położnicza), dalej jest 327 (pełna noworodków). One lecą do tej po lewej, 329. Kilka zbudzonych kobiet z przerażeniem patrzy na łóżko ustawione pod oknem. To ich koleżanka. Jeszcze wieczorem rozmawiały – jakie łóżeczko kupić bobasowi, o ubrankach przekazanych przez kuzynkę, karmieniu, pracy, ojcu, dziadkach. Teraz przykrywa ją pościel przesiąknięta krwią. Jest blada jak szkolna kreda. Nie rusza się.

– Dzwoń po lekarza! – krzyczy Karolina do drugiej pielęgniarki i wskakuje na łóżko. Pacjentka na granicy świadomości. Trzeba sprawdzić, czy ma wenflon, czy jest kontakt z żyłą. Przy tak obfitym krwotoku żyły się przecież zapadają, jest problem z wkłuciem, podaniem leków. Wenflonu brak, trzeba kłuć. Jedna próba, druga, trzecia, piąta. Udaje się za szóstym razem. W tym samym czasie druga pielęgniarka zaopatruje krwawiącą kobietę we wkładki. Na sali totalna cisza. Lekarza jeszcze nie ma. Sytuacja staje się dramatyczna. Trzeba działać.

– Na zabiegową z nią! – kolejne polecenie od Karoliny.

Chwytają ramę łóżka. Dwie dziewczyny w białych fartuchach wyjeżdżają przez drzwi z kobietą zawieszoną między snem i jawą. W sali zostaje cisza. Straszy puste miejsce pod oknem.

Dniówka, nocka, wolne, wolne

Oddział Karoliny jest ogromny: 40 pacjentek, kilkanaście noworodków. Obsada dyżuru: trzech lekarzy, dwie położne i pielęgniarka zabiegowa. Kiedyś dziewczyny zrobiły dokładny pomiar. Wyszło, że w ciągu 12 godzin pracy każda robi około 20 kilometrów. Nawet nie tyle przechodzi. Czasem po prostu przebiega. Zdarzają się dni (bądź noce) – i nie ma w tym ani krztyny przesady – że nie mają czasu skorzystać z toalety.

Pracują w systemie dniówka, nocka, wolne, wolne. Wiadomo jednak, że zdecydowana większość z nich wolne dni przeznacza na kolejną pracę. Po pierwsze – dodatkowe dyżury. Po drugie – robota w innych miejscach: ośrodkach zdrowia, na innych oddziałach szpitalnych, w domach opieki, nawet jako zabezpieczenie medyczne podczas wydarzeń sportowych. Normą jest, że po nocce na jednym oddziale Karolina leci na dniówkę na innym. Albo na dniówkę po nocce. Poza oddziałem pracuje jeszcze w ośrodku zdrowia. W miesiąc wyrabia około 260 godzin. Wśród swoich znajomych nie ma nikogo, kto ograniczałby się do jednej pracy. Po prostu nikogo na to nie stać. Wszyscy mają potrzeby, rodziny, dzieci i ich marzenia o szkolnych wycieczkach albo treningach.

– Moja ostatnia pensja to 2700 złotych. Dodatkowo dostaję jeszcze 700 złotych „zembalówki", czyli specjalnego dodatku wykrzyczanego przez nas pod Ministerstwem Zdrowia i kancelarią premiera. No i w zależności od tego, ile dodatkowych godzin wezmę, mam około 1000–1400 złotych. Łącznie wychodzi około 4 tysięcy złotych – mówi Karolina.

– To dużo czy mało?

– Nie mam wielkich pretensji o to, ile zarabiam. Nie podoba mi się jednak, że aby tyle dostać, muszę pracować o wiele więcej niż zwykły człowiek. Przecież to się odbija na mojej rodzinie. Dziecko praktycznie nie widuje mnie w domu. Pomijam fakt, że wszystkie fedrujemy ponad siły. A robota jest taka, że osobie spoza środowiska trudno wyobrazić sobie pewne sytuacje.

Coś mi wypadło

Ten dyżur. Po szóstej.

Informacja z OIOM-u: kobieta spod okna zmarła. Resztki łożyska, niedokładne wyczyszczenie po porodzie, do tego ponoć zatorowość płucna… Nie ma nawet jak się nad tym pochylić, zastanowić, bo po oddziale znów niesie się dzwonek. Na monitorze mruga lampka.

– U nas działa prawo serii. Jak coś się wali, to na całego – przyznaje Karolina.

Znów w biegu, znów wpada z koleżanką na salę. Pewne czynności wykonuje automatycznie. Wie, że za moment trzeba będzie wyjeżdżać łóżkiem, więc zanim dopada pacjentki, toruje miejsce, przesuwa przeszkody. Kobieta w 30. tygodniu ciąży. Karolina widzi jej mówiącą wszystko minę. Krzyczy do koleżanek. Domyśla się. Dwie są tuż za nią, trzecia dzwoni po lekarza.

– Byłam w toalecie. Coś mi wypadło… – mówi pacjentka.

Karolina modli się, żeby to było tylko „coś” drobnego. Byle nie główka. Zagląda. Pęknięte błony płodowe, ale to nie główka. To stópka.

– Jazda, na (salę) cięciową! – dyryguje. Siada na łóżku obok pacjentki.

Dwie koleżanki je podtrzymują, byle tylko kobieta nie poparła. Błyskawiczna akcja. Łóżko w kilkadziesiąt sekund pojawia się na sali porodowej. Tam jest już lekarz. Milion pytań, dwa miliony papierów do wypełnienia i podpisania. Trzy miliony myśli i ta jedna, najważniejsza: czy dziecku nic nie jest?

– Jaka jest odpowiedź na to pytanie?

– Może powiem tak: są takie chwile, które się pamięta do końca życia.

Przywykłam

Natalia tuż po szkole, prawie 30 lat temu, nie mogła znaleźć pracy. Szukała w szpitalach, przychodniach, ostatecznie zahaczyła się w domu pomocy społecznej. Pewnego dnia przyjęła pensjonariusza. „Gdy tylko skończymy remont, zabierzemy cię do domu" – obiecywała rodzina. To chyba była córka. Mijały tygodnie, miesiące, remont trwał.

– Po prostu go oszukali. Gdy okazało się, że w ośrodku ma zostać już na zawsze, nie wytrzymał psychicznie. Powiesił się. Cały czas mam ten dramat przed oczami. Jakby się wydarzył wczoraj. Praca w tym miejscu była tak przygnębiająca, że po pół roku musiałam uciekać – wspomina.

Przeniosła się do szpitala dla osób korzystających z resortowej służby zdrowia: policjantów, żołnierzy, strażaków i ich rodzin.

– Tam z kolei wymagano od nas uległości, służalczości. Regularnie słyszałam: „Wie pani, kim jest mój mąż?!” albo „Mnie się to należy, a ty tu jesteś jak dupa od srania!”. „Rusz dupę, kobieto!” – było normą, więc nawet nie wspominam. Na dwudziestsześciołóżkowym oddziale pracowały dwie pielęgniarki, później tylko jedna i jedna salowa. Na naszych etatach oszczędza się, odkąd pamiętam – zauważa.

Zaczynała od oddziału wewnętrznego, później był gabinet zabiegowy, poradnia zdrowia psychicznego, kardiologia, poradnia urologiczna, poradnia reumatologiczna, gabinet EKG, rejestracja – łącznie 13 lat na różnych odcinkach z przerwą na urodzenie i wychowanie dwóch córek. 10 lat temu przeniosła się na oddział neurologii i udarowy szpitala wojewódzkiego. Gdy czasem ktoś próbuje się spierać, na którym oddziale praca jest najcięższa, propozycje padają różne: SOR, onkologia dziecięca... Gdy jednak ktoś proponuje: neurologia z udarami – nikt nawet nie polemizuje.

Natalia: – Robota jest wyczerpująca fizycznie, bo na 35 pacjentów grubo ponad połowa jest leżąca, z niedowładami. Trzeba ich przenosić, dźwigać... Często zdarzają się nam pacjenci niezorientowani co do miejsca i czasu. Jeśli potrafią wstać o własnych siłach z łóżka, mamy z nimi urwanie głowy. Opuszczają oddział, szukamy ich po całym szpitalu. Zdarza się, że po prostu jadą do domu, nie informując nas o tym. Albo oddalają się w nieznanym kierunku. Informujemy wtedy lekarza, a lekarz policję. Niedawno pacjent wyszedł przez okno i po daszku zsunął się z pierwszego piętra na podwórko. Nie wiedział, co robi, był pobudzony. Na szczęście nic mu się nie stało. W niemieckich szpitalach na drzwiach takiego oddziału są specjalne kody. Jeśli pacjent zdoła go zapamiętać, oznacza to, że bez strachu może na chwilę wyjść. Jeśli nie jest w stanie zapamiętać, nie może opuścić oddziału. A my nie możemy się doprosić administracji szpitala o takie zabezpieczenia. Oprócz tego, że jesteśmy pielęgniarkami, robimy też za ochroniarzy. No i trzeba się oswoić ze śmiercią. Umieralność jest wysoka. Ja już przywykłam.

Łóżek na tej neurologii jest 35, zawsze komplet. Czasem nawet trzeba robić dostawki. Na dyżurze pracują cztery pielęgniarki na dwunastogodzinnych zmianach. Do tego oddziałowa i dwie zabiegowe – od 7.00 do 14.35. Od niedawna jest też noszowy, który wozi pacjentów na badania, zanosi materiał do laboratorium, czasem pomaga w podnoszeniu chorych. Jego praca jest dla dziewczyn wybawieniem.

Natalia słyszy czasem pytanie: „A co ty takiego robisz w tej pracy, kobieto, że tak narzekasz?". Słyszy to i kipi, ale odpowiada. Pobiera krew i inny materiał biologiczny, asystuje lekarzowi przy punkcji lędźwiowej, wykonuje iniekcje podskórne domięśniowe i dożylne, przetacza krew, zakłada wkłucia obwodowe, podaje kroplowe wlewy dożylne, zmienia opatrunki, zakłada cewniki do pęcherza moczowego, mierzy ciśnienie, tętno, temperaturę, obsługuje monitory i pompy infuzyjne, podaje tlen, karmi i poi pacjentów – także przez sondę żołądkową i PEG, zmienia bieliznę pościelową i osobistą, zakłada sondy do żołądków, wykonuje toaletę jamy ustnej i całego ciała, usuwa wszawicę (a to zdarza się bardzo często), pielęgnuje zaniedbaną skórę (ze świerzbem, łuszczycą), zakłada pieluchomajtki i worki na mocz, podaje leki doustne, wziewne, czopki, odśluzowuje drogi oddechowe, edukuje pacjentów i ich rodziny, wykonuje enemę (czyli lewatywę), zmienia pozycję leżenia chorych z ograniczeniem poruszania.

Dużo tego. Po robocie wraca do domu i czasem nie czuje rąk i nóg. No i ta śmierć…

Kiedy umiera pacjent, Natalia idzie do lekarza i prosi o stwierdzenie zgonu. Potem to on informuje rodzinę. Ona w tym czasie wykonuje toaletę, usuwa dreny, cewniki, wkłada zmarłemu protezę zębową. Później przekłada ciało do foliowego worka. Przenosi je na transportowy wózek i opatrzone opaską identyfikacyjną zawozi do pomieszczenia *pro morte*. Przechowuje się tam ciało jeszcze dwie godziny po zgonie.

Natalia: – Rzadko się zdarza, żeby pacjent leżał na sali jednoosobowej. Jeśli więc ktoś umiera, osłaniamy łóżko parawanem. Gdy przy zmarłym jest rodzina, staramy się zapewnić spokój i intymność. Ludzie w takich chwilach są w rozpaczy, nie myślą racjonalnie. Pewne sprawy trzeba im podpowiadać. Na przykład jeśli ktoś jest wierzący, przypominamy o możliwości posługi księdza kapelana. Mówię, że przywykłam do śmierci, bo w istocie tak jest. Gorzej mają koleżanki pracujące z dziećmi, młodzieżą. Nam jest odrobinę łatwiej, bo na naszym oddziale śmierć dotyczy najczęściej osób w wieku podeszłym. Śmierć jest niekiedy wybawieniem dla cierpiącej osoby. Trudno to w prosty sposób wytłumaczyć… Leżą u nas osoby w naprawdę ciężkich stanach, strasznie cierpiące. Obserwuję to od lat i widzę, że śmierć jest często ratunkiem także dla rodziny. Bo gdy lekarz informuje o planowanym wypisie, rodzina tylko bezradnie rozkłada ręce. Świat wali się wtedy ludziom na głowę, po prostu nie mają co zrobić z takim chorym. Miejsc w domach opieki jest mało, zwalniają się dopiero, gdy ktoś umiera. Do tego czasu trzeba przeprogramować swoje życie, rodzicowi czy babci zapewnić opiekę. Z moich wieloletnich obserwacji wynika, że tylko nieliczni chętnie opiekują się bliskimi. Większość broni się przed tym rękami i nogami. Ludzie przestają przychodzić do szpitala, kontaktować się z lekarzem czy pielęgniarkami. Uciekają od tej odpowiedzialności jak najdalej.

Niech pani płacze

– To jeszcze raz: temu dziecku nic się nie stało? – dopytuję Karolinę. – Pamiętasz: dzwonek, bieg, coś wypadło, bieg.

– Są takie chwile, które pamięta się do końca życia. Przykład: pierwszy poród, przy którym asystowałam. Patrzyłam na wydzierającą się w niebogłosy kobietę i sama podświadomie zacisnęłam nogi. To było przerażające, do pewnych zdarzeń już się jednak przyzwyczaiłam. Krew, cierpienie, wymiociny... Ale są też pozytywne zakończenia. Sytuacja, o którą pytasz, była pozytywna. Dziecko, mimo tak skrajnego wcześniactwa, urodziło się zdrowe! Matka do dziś nas odwiedza, pokazuje zdjęcia, dziękuje. Lubię swoją pracę, bo na oddziale mam 20 pacjentek spodziewających się dzieci. Na chirurgii patrzyłam na wielkich chłopów, bezradnych po operacjach, z zaszytymi klatkami piersiowymi. Patrzyłam i wymiękałam. O onkologii nawet nie wspominam. Położnictwo, w porównaniu z pielęgniarstwem, jest przyjemne. Wchodzę na salę, śmiejemy się, pomagam szykować listę zakupów młodej mamy, wygłupiamy się – mówi.

– Ale przecież ty pracujesz na oddziale, z którego ludzki dramat aż wylewa się przez okna.

– Wiesz, nigdy nie patrzyłam na to w ten sposób. Myślę, że my, pielęgniarki i położne, mamy tu swoją misję do wykonania. W najtrudniejszych chwilach nasza rola nie sprowadza się tylko do kwestii medycznych. Przecież często jesteśmy dla tych kobiet jedynym oparciem.

Pamięta pacjentkę, która bardzo długo walczyła o zajście w ciążę. Na oddział przychodziła często, znał ją cały personel. W końcu się udało. Żyła tym, cała była tą ciążą. Oddział wniebowzięty. Były żarty, dopytywanie, snucie planów. Przestała jednak czuć ruchy dziecka. Zgłosiła się na izbę przyjęć. Tam stwierdzono brak czynności serca. Pępowina owinęła się wokół szyi dziecka. Maluch się udusił, ciąża obumarła. Kobietę przyjęto na oddział. Urodziła, później długo nie wychodziła. Były komplikacje, gorączka, antybiotyki, psycholog.

Karolina: – Dużo z nią rozmawiałyśmy. Powiedziałyśmy, że jeśli będzie miała ochotę, niech wstaje z łóżka i przychodzi do nas do dyżurki. Przychodziła, opowiadała o sobie, bardzo się związałyśmy. Gdy wychodziła, zaczęła płakać. A my razem z nią. „Dziękuję wam, bez was nie dałabym rady" – to jej słowa tuż przed zatrzaśnięciem drzwi. Ryczałyśmy wszystkie cztery. To właśnie klucz: jesteśmy dla tych kobiet pierwszą pomocą psychologiczną. Lekarz przeważnie przychodzi, robi swoje i leci dalej. A my trwamy przy tych kobietach. Jesteśmy przy nich pierwsze, zostajemy z nimi cały czas. Najmocniej odczuwalne jest to w zdarzeniach najsmutniejszych. Masz rację, wiele u nas takich.

Do 22. tygodnia mówi się o poronieniu. Od 22. tygodnia – o przedwczesnym porodzie. Roni się na łóżku. W gabinecie zabiegowym. Lekarz co dwie-trzy godziny zakłada pacjentce specjalne tabletki dopochwowe. Pojawiają się dolegliwości bólowe.

– Niedawno doktor przyszedł do pacjentki, zbadał ją i powiedział: „Następnej nie trzeba będzie zakładać, będzie już po wszystkim". Minęło 20 minut, na salę wezwał nas dzwonek. Wpadłyśmy najszybciej, jak się dało. Kobieta nie mogła już wytrzymać z bólu. Szybko przewiozłyśmy ją na salę zabiegową, w dwóch parciach poroniła tego maluszka – wspomina. Im wyższa ciąża, tym dłużej to trwa. Niedawno kobieta roniła dwa dni. Karolinę poraziła swoimi reakcjami. Tuż po wszystkim rzuciła do pielęgniarek: „Przepraszam, że płaczę". Wszystkich zatkało. „Niech pani płacze" – padła odpowiedź. Bo co innego można było powiedzieć w takiej chwili?

– To wszystko dzieje się przy was?

– Oczywiście. Uczestniczymy w tym od początku do samego końca.

Przychodząc do szpitala, kobieta musi zadeklarować, czy będzie chciała zabrać martwy płód i pochować, czy ma to zrobić szpital. Ze szpitala co jakiś czas wyjeżdża transport. Maluchy są kremowane, a ich prochy rozsypywane w specjalnym miejscu na cmentarzu. Kobieta dostaje więc na wstępie cały stos papierów. Nie ma innej opcji, personel musi pomagać. Gdy roni i nie chce zabrać płodu, pielęgniarki przykrywają go serwetką, przecina się pępowinę, rodzi łożysko. Kobiety roniące powyżej ósmego tygodnia muszą mieć jeszcze wyskrobaną macicę, żeby nie doszło do powikłań, gorączek, zakażeń, sepsy, krwawienia. Później płód przenosi się na izbę przyjęć. Izba dzieli materiał – część wysyła się na badania histopatologiczne, część do pochówku. Jeśli matka chce zabrać płód do pochówku, zwozi się go do izby, a kobieta odbiera go, wychodząc ze szpitala.

– Tuż po poronieniu albo przedwczesnym porodzie zawsze pytamy, czy matka chce zobaczyć maluszka. Odpowiedzi są różne. Połowa chce, połowa nie. Kobieta musi sobie z tym obciążeniem radzić sama, partnera przeważnie przy niej nie ma. Lek podawany jest przez cały dzień, czasem dłużej. Nigdy nie wiadomo, kiedy dokładnie zacznie się akcja. No chyba że pacjentka jest tak rozbita, że bez obecności męża nie da rady. Mało jest jednak takich sytuacji. One to robią przeważnie same. Dla mnie to prawdziwe fighterki. Czasem zdarza się, że kobieta decyduje się donosić ciążę mimo stwierdzonej poważnej wady dziecka, oznaczającej śmierć po urodzeniu. Oddziały noworodkowe są tak przystosowane, że w bocznym, skrajnym boksie dziecko może w spokoju odejść. Jest ogrzewane, podaje mu się glukozę, morfinę. Jest też miejsce, w którym mama może się pożegnać z maluchem. Jeśli następuje poród fizjologiczny, dziecko zabierane jest do tego kącika, a mama musi dwie godziny poleżeć. Później może wstać, przejechać wózkiem i zobaczyć się z dzieckiem – często pierwszy i ostatni raz. Inaczej jest w przypadku cesarskiego cięcia. Wówczas mamy są unieruchomione dłużej, nie mają możliwości zobaczyć dziecka. Bywa, że idzie tata. Albo nie idzie nikt.

Karolina jest przy każdym poronieniu i przedwczesnym porodzie. Gdy matki rodzą martwe dzieci, zachowują się skrajnie różnie. Jedna zamyka się w sobie, druga nie jest w stanie opanować emocji. Krzyczy, wyrywa się. Trudno wtedy je utrzymać, wpadają w amok. Są też inne, dramatyczne zdarzenia.

O piątej nad ranem do dyżurki wbiega młoda matka.

– Dziecko nie żyje! Jezu, ono nie żyje!!! – wydziera się, rozpaczą niemal detonuje pomieszczenie.

Pielęgniarki wyrywają z dyżurki. Przy łóżeczku rzeczywiście stwierdzają, że noworodek nie wykazuje oznak życia. Natychmiastowa reanimacja! Worek ambu, jedna dmucha malucha, druga wzywa lekarza, trzecia wyciąga matkę z sali, zamyka drzwi, żeby reanimacja nie odbywała się na jej oczach. 50 minut rozpaczliwej walki, lekarz w końcu stwierdza zgon. Śmierć łóżeczkowa. Informację przekazuje doktor.

Karolina: – To wyzwanie psychiczne, jakie trudno ogarnąć rozumem. Bywam przy takich sytuacjach, kiedy matki są informowane o śmierci dziecka. To dramatyczna chwila. Pielęgniarka jest wtedy przy matce zawsze. Zawsze.

– Żałowałaś kiedyś?

– Że zostałam pielęgniarką? Jasne, nie raz.

Kiedyś ordynator wydał jasne zalecenie: pacjentek z konkretnymi objawami po godzinie 15 personel ma na oddział nie przyjmować. I koniec. Cokolwiek by się nie działo – jest zakaz. Karolina – wówczas bardzo młoda, świeżo po szkole – odebrała telefon i zachowała się zgodnie z procedurami: nie przyjęła kobiety mimo polecenia lekarza dyżurnego. Ordynator ją pochwalił, ale zanim ktoś poklepał ją po plecach, musiała znieść bolesny policzek. Do dziś brzęczą jej w uszach słowa dyżurnego: „Zniszczę cię!". Oraz: „Ja tu rządzę, nie ty!".

Karolina: – Wtedy pierwszy raz pomyślałam: po co to w ogóle robię? Odpowiedzialność spoczywa na mnie ogromna, pracuję przy życiu i śmierci, a zarabiam mniej od dziewczyny przerzucającej ciuchy w galerii handlowej. Dlaczego nie pójdę robić do galerii? Ten lekarz pracuje w szpitalu do dzisiaj. I do dziś odwracam wzrok, gdy go widzę.

Jednak żadna sytuacja medyczna, nawet najstraszniejszy widok, ludzki dramat nie odwiódł jej od pracy w zawodzie pielęgniarki tak mocno, jak pogarda i brak szacunku.

– A z tym spotykam się codziennie – mówi.

Po pierwsze: skandaliczny stosunek lekarzy do pielęgniarek i położnych. Karolina przykładami strzela jak z karabinu maszynowego.

Pewnego dnia widzi, że coś jest nie tak z odsłuchem w zapisie KTG. Dzwoni do lekarki. Mówi o swoich wątpliwościach. W reakcji dostaje taką wiązankę, że jad topi słuchawkę.

– Usłyszałam wszystkie słowa na „k" i „ch". Rozumiem, że lekarze są zapracowani, ale czy trzeba od razu rzucać kurwami?

– Niektórzy wypracowali specjalny system kontaktu z nami. Nie muszą nawet oznajmiać, że czują się od nas ważniejsi. Wchodzi pani doktor i oziębłym tonem mówi: „Karty". Albo jeszcze zimniejszym: „Gdzie karty?". Ani myśli spytać: „Dziewczyny, gdzie macie karty?". Albo: „Poproszę karty". Już pomijam fakt, że lekarze często zwracają się do mnie po imieniu, mimo że się nie znamy, nigdy nie podaliśmy sobie ręki. A gdybym ja odpowiedziała im w ten sam sposób, afera byłaby na pół szpitala. Szczytem była sytuacja, gdy młody doktor zlecił podanie leku, który nie powinien być podany. Na korytarzu usłyszałam później jego rozmowę ze specjalistą: „Nie martw się, jeśli coś będzie nie tak, powie się, że to położna go podała, a ty to wpisałeś później" – dokładnie tak mówił. Słyszała to nawet moja przełożona, tylko co z tego, skoro nikt nie poniósł żadnych konsekwencji – wspomina Karolina.

Natalia: – Lekarze starszej daty są przyzwyczajeni do traktowania nas z góry, niekiedy z pogardą. Pewna starsza pani doktor nie zwraca się do nas inaczej jak „siostro", do tego z reguły chce rozmawiać wyłącznie z panią oddziałową lub zastępcą, cała reszta dla niej nie istnieje. Oczywiście nie wszyscy są tacy. Młodzi mają więcej szacunku, traktują nas po partnersku. W środowisku nie ma też zawodowej solidarności. Jedna pielęgniarka drugą w łyżce wody by utopiła. Rywalizacja, zazdrość – widać to niestety na każdym kroku.

Po drugie – pacjenci i ich rodziny.

– W tym temacie to hulaj dusza, piekła nie ma – mówi Natalia. – Pielęgniarce można powiedzieć wszystko, włącznie z tym, że jest niedouczona, głupia, nie zna się, mówi nie tym tonem, wymądrza się. Kiedyś byłam świadkiem sytuacji, w której moja bardzo doświadczona koleżanka na podstawie poczynionych obserwacji wyraziła opinię o stanie pacjenta w obecności jego żony. Żona przyszła do mnie i spytała: „Kimże ta pani jest? Pielęgniarką czy CZYMŚ więcej?". Zapytałam, co ma na myśli, mówiąc: „czymś". „Bo wypowiada się jak lekarz, a do tego jest taka niemiła". Oczywiście niczego niemiłego nie słyszałam, ale żonie pacjenta się to nie spodobało. Poszła na skargę do kierownika na nas obie.

Na oddziale Natalii leżą często osoby pobudzone psychoruchowo, często niezbędny jest wobec nich przymus bezpośredni w postaci pasów i drabinek zabezpieczających.

– Osoby niezdające sobie sprawy ze stanu swoich bliskich myślą, że to przeciwko nim. I mają pretensje: „Jak tak można?", „Panią bym tak uwiązał!". A to przecież dla ich dobra. Kiedyś pewna kobieta zaczęła robić zdjęcia i wygrażała nam gazetami. Zresztą gazetami i telewizją straszą nas cały czas. Niedawno ktoś powiedział mi, że dotknęła mnie znieczulica. Że jestem wredna, niemiła i wypalona zawodowo. Że brakuje mi empatii. A jaka mam być po 12 godzinach dyżuru, na którym trzy razy wkładałam zwłoki do plastikowego worka? Dlaczego mnie nikt nie spyta, jak się czuję? Jak radzę sobie z takimi obciążeniami? Regularnie słyszę jednak pod moim adresem: „Ty kurwo!". Wie pan, co wtedy odpowiadam? „Jeśli już, to Pani Kurwo" – mówi Natalia.

Kobiety na oddziale Karoliny w zdecydowanej większości widzą w niej robota, który przychodzi na każdy dzwonek, jest na każde zawołanie. Co może sobie pomyśleć pielęgniarka pracująca w tak ekstremalnym miejscu, będąca w ciągłym biegu, pomagająca przy skrajnie trudnych przypadkach, gdy o trzeciej w nocy słyszy dzwonek alarmowy, biegnie do sali, a w niej pacjentka oznajmia: „Niech mi pani poda wkładkę, bo spadła mi na ziemię"?

– W większości przypadków jestem dla pacjentek kimś w rodzaju: przynieś, podaj, pozamiataj. Ze złośliwością i bezczelnością spotykam się codziennie. Pacjentka po cesarskim cięciu złożyła skargę, bo według niej nikt z personelu przez cały dyżur do niej nie zajrzał. Sprawę rozstrzygał sam dyrektor szpitala. Pani leżała na sali z monitoringiem. Dyrektor spojrzał na zapis i zobaczył, że byłyśmy u niej 30 razy w ciągu 12 godzin. Myślisz, że takie sytuacje to margines? Nie, to norma – mówi Karolina. Bardzo wyraźnie przy tym jednak zaznacza: – Nie ma we mnie pychy, chęci robienia z siebie kogoś ważniejszego niż jestem. Wiedza lekarza jest od mojej wielokrotnie większa, nie ma z tym nawet co dyskutować. W dużej mierze to jednak na nas opiera się ten system. To my wychwytujemy pierwsze symptomy poważniejszych kłopotów, nam pacjentki zgłaszają początek problemów. I to my podejmujemy pierwsze kroki. Wszystkie czujemy się jednak bagatelizowane. Lekarz jest na piedestale, dla pacjentek to niemal Bóg, a my w ich oczach jesteśmy od wytarcia wymiocin. A prawda jest taka, że gdyby nas zabrakło, praca na oddziale zostałaby sparaliżowana. Wiele informacji w ogóle by do lekarza nie dotarło.

Natalia: – Lekarz często nie zna nawet nazwiska swojego pacjenta. Pyta: „Ten pod oknem czy ten pod zlewem?". A my się śmiejemy, że gdyby okien i zlewów nie było, nie wiedzieliby, który pacjent na co cierpi i jak się nazywa.

Grafik zamiast kalendarza

Natalia jest zatrudniona na umowę o pracę w wymiarze średnio 160 godzin miesięcznie (liczba dni roboczych razy 7 godzin i 35 minut). Obecnie nigdzie więcej nie pracuje, ale niedługo będzie dorabiać w opiece długoterminowej. Zarobi 500 złotych za jednego pacjenta. Weźmie dwóch.

– Gdybym tylko miała czas i chęci, mogłabym takich pacjentów mieć sześciu. To pełen etat, czyli 3 tysiące. Ale ja nie mogę w ten sposób pracować. To za ciężko. Chciałabym godnie zarabiać na jednym etacie.

Na neurologii zarabia około 3700 złotych. Około, bo pensja zależy od liczby nocnych dyżurów. Jest ich mniej więcej siedem w miesiącu plus po jednej sobocie i niedzieli w miesiącu. Od niedawna otrzymuje dodatek ministra Zembali. Bez niego zarobiłaby 3 tysiące. Dodatek znacznie podwyższył jej uposażenie. Ale to tylko dodatek i pielęgniarki boją się, że w każdej chwili władza może go zabrać. Natalia może też brać nadgodziny. Przeważnie robi dwa dyżury miesięcznie. Za jeden dostaje 300 złotych na rękę.

– W grudniu miałam cztery. Było mi bardzo ciężko. To 48 godzin więcej, dodatkowy tydzień pracy. Nikt dobrowolnie nie chce tyle pracować. Każdy ma przecież rodzinę, a i odespać taki dyżur trzeba. Sama wychowuję jednak dwie nastoletnie córki, potrzeby mamy ogromne. Biorę więc te dyżury, choć wcale nie jestem z tego zadowolona. Mam już swoje lata i coraz gorzej znoszę pracę w godzinach nocnych, pod dużą presją i w stresie. Gdybym mogła wycenić swoją robotę, chciałabym zarabiać minimum 7 tysięcy. To nie jest nawet połowa tego, co zarabiają lekarze, ale akurat tyle, ile dostaje opiekunka w Niemczech. Taka kwota zatrzymałaby młode pielęgniarki w kraju. Byłoby nas więcej. A tak młoda kadra zaraz po studiach wyjeżdża za granicę. Jeszcze chwila i w polskich szpitalach nie będzie komu pracować.

Statystyki są wstrząsające. Ponad 30 procent absolwentów pielęgniarstwa i położnictwa nawet nie rejestruje się w Polsce. Od razu po skończeniu szkoły wyjeżdża na Zachód. Efekt jest taki, że w Polsce jedna pielęgniarka przypada na 200 mieszkańców. To najmniej w Europie.

– Problemu nie rozwiążą pielęgniarki z Ukrainy, bo tam obowiązuje inny system kształcenia i w Polsce nie są akceptowane dyplomy uzyskiwane na ukraińskich uczelniach – mówi Natalia.

I właśnie to jest jedna z największych trudności w jej pracy: brak personelu. Robota jest bardzo ciężka fizycznie, ludzi jest mało, przez co bardzo łatwo o pomyłkę. Odpowiedzialność przeogromna. Wiele decyzji pielęgniarka podejmuje samodzielnie. Niekiedy za lekarza, zanim ten dotrze na salę. Przecież o życiu decydują czasem sekundy, a zawód pielęgniarki jest profesją samodzielną, gwarantuje to ustawa.

Natalia: – Czasem zdarza się, że ktoś mówi do mnie: „Proszę podnieść moją mamę, bo ja jestem po operacji i nie mogę dźwigać". A pielęgniarki zgodnie z przepisami BHP mogą dźwigać do 25 kilogramów. Niedawno prawie trzy miesiące byłam na zwolnieniu lekarskim przez dyskopatię, ale nas nikt nie pyta o schorzenia i kontuzje. Gdy słyszę więc takie teksty i jestem zła, myślę sobie, że na świecie są trzy płcie: mężczyźni, kobiety i pielęgniarki. I jeszcze jedno: pielęgniarki używają innego kalendarza. Nazywają go grafikiem. Nie wiedzą, co to wigilia, co to długi weekend. Nie wiedzą, co to piąteczki i inne święta. O innych aspektach życia nawet nie będę wspominać, bo to dla mężczyzn i kobiet jest zwyczajnie nudne. Pewnie tego tekstu też nikt do końca nie doczytał.

Doczytałeś?

Imiona i miejsca zostały zmienione.

Judym kontra Fundusz

– Za każdą usuniętą ósemkę dostawałbym w Anglii 500 funtów. Żyłbym jak król. Nie po to jednak wracałem po studiach z Niemiec do Polski, żeby teraz stąd uciekać. Ojczyzna w ramach podziękowania założyła mi sprawę karną. Chcą ze mnie zrobić złodzieja. NFZ doprowadził mnie do takiego stanu, że pewnego dnia leżałem w wannie i nie wiedziałem, czy z niej wyjdę. Składałem się z atomów, żeby pracować, żyć. A ja chcę tylko leczyć. Najlepiej jak umiem.

– O, widzi pan, to jest taka pierdoła.

Grzegorz Skrzypek, specjalista chirurgii stomatologicznej, pokazuje mi malutkie pudełeczko. W nim – biomateriał, preparat używany do wypełnień ubytków powstałych w kości na przykład po usunięciu zęba czy torbieli. Pomaga w odbudowie kości, gojeniu ran, a tym samym w walce z pooperacyjnym bólem. Po zagojeniu chory ma 30 procent kości więcej niż bez niego. Umożliwia to łatwiejsze i trwalsze uzupełnienie brakujących zębów.

– Ktoś mógłby powiedzieć, że cała awantura jest o to pudełeczko. Ale to nieprawda. Dla mnie to wojna o wszystko. To walka o wolność wykonywania zawodu i dobro pacjenta.

Jak było wtedy

Jeśli masz przed oczami obraz dentystycznej przychodni z dwunastego piętra szklanego wieżowca, to wyobraź sobie teraz coś zupełnie innego. Leciwa kamienica, schody. W recepcji nie wita cię piękna i młoda recepcjonistka (bo nie ma recepcji). W poczekalni nie czeka na ciebie kanapa z najnowszego katalogu hipsterskiego producenta mebli (są krzesełka w wąskim korytarzu). Ale nie bój się – sprzęt jest nowoczesny: radiowizjografia, nowoczesny unit, mikromotory implantologiczne do chirurgii kostnej. A najważniejszym pytaniem nie jest tu wcale: „Kartą czy gotówką?".

Telefon odbiera pani Teresa, asystentka, poczciwa kobieta. W swoim życiu widziała w ludzkich paszczach wszystko, nic nie jest w stanie jej zaskoczyć. Sączy w słuchawkę opanowanie, uspokaja pacjenta, dopytuje, o co dokładnie chodzi, i wstępnie ocenia, czy doktor jest w stanie pomóc. Jeśli tak, zaprasza do gabinetu.

– Tak, tak, proszę pana. Jeśli stan jest nagły, doktor pana przyjmie.

Później: w drzwiach obolały pacjent. Chce na Narodowy Fundusz Zdrowia. Lekarski wywiad i zdjęcie. Doktor patrzy w dokumentację przyniesioną przez skrzywionego mężczyznę, analizuje zdjęcie na ekranie komputera. Poziomo ułożona ósemka w obrębie zmiany w kości – prawdopodobnie torbieli zawiązkowej. W torbieli tkwi też wierzchołek siódemki. Dość skomplikowana sprawa.

Koszyk świadczeń gwarantowanych (czyli to, co należy się nam w ramach składki) w przypadku polskiej stomatologii to bardziej wielkanocny koszyczek niż kosz w supermarkecie. Zakres świadczeń niemal nagi, ubogi, wybrakowany. U dorosłych – w skrócie – obejmuje przegląd, białą plombę i leczenie kanałowe maksymalnie do „trójki". Reszta zębów – albo czarna plomba albo wyrwanie. Szpital, w którym był wcześniej pacjent, zaproponował usunięcie ósemki i torbieli, ale także siódemki. Chłopak zostałby bez zęba, który może być uratowany.

Skrzypek pochyla się nad papierami, myśli. W końcu mówi: – Powiem najprościej jak umiem: torbiel mogę panu wyleczyć na NFZ. Nie zapłaci pan za to. Ale żeby jednocześnie zachować siódemkę, trzeba ją przeleczyć kanałowo. To po to, bym usuwając torbiel i ósemkę, mógł wyciąć korzeń siódemki, a powstały po usunięciu torbieli ubytek – wypełnić biomateriałem. I to już nie jest w ramach NFZ. Będzie pan musiał za to zapłacić. Ósemkę usuniemy za darmo, na NFZ. Tutaj też mogę panu w ubytek kostny powstały po usunięciu zęba zaproponować biomateriał. Będzie się lepiej goiło, bo przy tak położonym zębie ubytek będzie ogromny. Decyzja należy do pana. Co robimy?

– Dopłacę, chcę zachować ząb. Pomóż pan, bo boli jak cholera!

Igła, znieczulenie.

– Czuje pan coś? – pyta lekarz, dotykając dziąsła.

– Nic.

– Dobra, jedziemy z tematem.

Skalpel, nacięcie dziąsła, ósemka. Tkwi w kości, więc zanim się ją usunie, trzeba znieść część kości. Robi się to specjalnym sprzętem – mikromotorem do chirurgii jamy ustnej z chłodzeniem sterylną solą fizjologiczną. Sól zapobiega przegrzaniu kości i ułatwia jej gojenie. Dzięki temu podczas wiercenia powstaje mniejszy uraz. Doktor działa, pacjent mimo nowoczesnej techniki i tak zdradza miną, że w życiu miewał lepsze chwile. Okej, jest, widać poziomo ułożony ząb z obejmującą go torebką. Doktor usuwa ją starannie i poleca asystentce, by wysłała ją na badanie histopatologiczne. Teraz ząb. Trzeba go podzielić wiertłem na cztery części. Łatwiej będzie go wtedy usunąć, aby nie wycinać za dużo kości. Ale ubytek i tak jest spory. Teraz sprawdzenie, czy nic nie pozostało, wyrównanie brzegów kostnych i odcięcie wierzchołków korzeni siódemki.

Na koniec wypełnienie biomateriałem, zaszycie rany. Ósemka usunięta, zmiana wysłana do weryfikacji, siódemka uratowana, pacjent zadowolony. Płaci za resekcję wierzchołka i zużyty biomateriał, czyli tylko za procedury, które nie były objęte refundacją, ale były wskazane medycznie i możliwe do wykonania wyłącznie w tym samym momencie.

– Dziękuję, do widzenia – wymęczony ledwo mówi, znieczulenie wciąż działa.

Podobnych historii Skrzypek ma tu na pęczki.

O co w ogóle chodzi?

Po Rzeszowie niesie się wieść: u Skrzypka usunięcie ósemek mniej boli i wszystko się dobrze goi. Trzeba zapłacić, ale kwota jest do zaakceptowania, bo pokrywa tylko to, czego nie finansuje NFZ. Czyli i tak sporo taniej niż usunięcie ósemki prywatnie. Kolejka rośnie, Skrzypek zaczyna przeprowadzać coraz bardziej skomplikowane zabiegi. Takie, które dawniej były do zrobienia tylko w szpitalu z hospitalizacją. U niego jest to możliwe dzięki używanemu biomateriałowi.

Pewnego dnia w gabinecie rozlega się dzwonek. W drzwiach staje kontrolerka z NFZ.

– Zażądała wydania kilku tysięcy kart chorych, najlepiej od razu. Kontrola doraźna trwała u mnie w gabinecie dziewięć miesięcy. Sprawdzono wszystkie karty pacjentów z czterech lat, do wszystkich, czyli kilku tysięcy osób, zostały wysłane ankiety z pytaniami: „Czy podczas wizyty u Skrzypka za cokolwiek Pani/Pan płacił?". Gdy ktoś odesłał kartę z odpowiedzią: „Tak", wzywano go na świadka w sprawie lekarza, który zdaniem NFZ wyłudził środki – mówi Skrzypek. Niektórzy z pacjentów przychodzą i krzyczą mu w twarz, każą oddawać pieniądze. Z ankiety wysłanej przez urząd wnioskują, że Skrzypek zabrał im pieniądze za coś, co powinni dostać za darmo. Takich awantur ma w gabinecie wiele.

Konkretnie: o jakich nieprawidłowościach mowa? Chirurg przed niektórymi zabiegami wykonywanymi w ramach NFZ pyta pacjentów, czy są zainteresowani założeniem biomateriału. Jeśli tak, operowany pokrywa koszt zużytego materiału. Podkarpacki oddział NFZ uznaje, że to złamanie prawa – według funduszu nie można łączyć świadczeń niekomercyjnych (w ramach składki) i komercyjnych (prywatnych). Mówiąc po ludzku: jeśli leczysz zęby, musisz to robić albo w całości na NFZ, albo w całości prywatnie. Nie możesz w jednym zabiegu robić zęba w ramach składki i dopłacić za to, czego NFZ nie refunduje. Nawet wtedy, gdy zastosowanie tego materiału czy procedury jest uzasadnione medycznie.

– Nawet nie pomyślałem, że mógłbym narażać pacjenta na niepotrzebny, dodatkowy koszt. To tak jakby nakłanianie do niekorzystnego rozporządzania mieniem. No bo jak, godzi się pan na zrobienie czegoś w całości prywatnie, a przecież w dużej części należy się to panu z tytułu odprowadzanej co miesiąc składki! – uważa lekarz.

Doktor się odwołuje, ale to na nic. Fundusz nakłada na niego karę umowną w wysokości 30 tysięcy złotych plus 150 tysięcy jako zwrot kosztów zabiegów z czterech lat, podczas których chorzy płacili za biomateriał lub zdjęcie RTG. Sprawę przekazuje dodatkowo prokuraturze jako rzekome działanie na szkodę NFZ.

Kara jest bardzo wysoka również przez zdjęcia.

– NFZ w ciągu 12 miesięcy refunduje dwa zdjęcia RTG na pacjenta. Czasem zdarza się jednak, że w trakcie zabiegu trzeba usunąć trzy zęby, których nie można zdiagnozować dwoma zdjęciami. I co wtedy? Pacjent nie może dopłacić, a ja mam nie skończyć operacji? NFZ zakwestionował mi takie zabiegi i w przypadku operacji z dodatkowym zdjęciem, oprócz kary umownej, zabrał mi pieniądze nie tylko za zdjęcie, ale za cały zabieg! Pomijam już fakt, że RTG to technologia przestarzała. Teraz wszyscy lekarze wykonują tak zwaną radiowizjografię – robią zdjęcie, a ono po chwili pojawia się na ekranie w komputerze. I co – jeśli robię panu radiowizjografię i rozliczam ją jako RTG, to łamię w tym momencie prawo? Przecież to już totalny absurd, hamujący rozwój medycyny w tym kraju!

Postępowanie toczy się od trzech lat, wyrok jeszcze nie zapadł. Mimo wciąż nierozstrzygniętej sprawy NFZ od razu po kontroli cofa doktorowi pieniądze z kontraktu. Co miesiąc przez prawie rok całość środków zostaje zatrzymana na poczet kary. Doktor nie ma przez to pieniędzy na prowadzenie gabinetu: na materiały, pensje asystentek, ZUS, ubezpieczenie zdrowotne.

Nie spuszcza jednak głowy, idzie na wojnę z rzeszowskim NFZ.

– Zacząłem mówić głośno, że okłamują ludzi, naruszają ich prawa do terapii. Urzędników musiało to mocno zaboleć, bo za wszelką cenę brną w ten absurd, nawet mimo opinii prawników, konstytucjonalistów, a nawet Naczelnej Rady Lekarskiej popierającej prawo lekarza do udzielania terapii zgodnej z aktualnym stanem wiedzy medycznej. Nie mogę poza tym pojąć tej logiki – wysłanie jednej ankiety do pacjenta to około sześciu złotych. Trzy i pół tysiąca takich ankiet to ponad 20 tysięcy złotych! Wystarczyłoby na biomateriał dla wszystkich leczonych w okresie objętym kontrolą! A przecież to tylko wierzchołek góry lodowej zmarnowanych pieniędzy. Bo gdzie koszty absurdalnych procesów? Gdzie koszt przesłuchań pacjentów na policji i w sądzie? Gdzie praca sędziego, który musi się zmagać z brakiem kompetencji urzędników? Bo przecież gdy urzędnicy zeznawali przed sądem, nie mieli pojęcia, że coś takiego jak biomateriał w ogóle istnieje! Gdyby jednak urzędnicy, którzy rozpętali ten absurd, ponieśli jego koszty z własnej kieszeni, dziesięć razy zastanowiliby się, czy mają rację i czy takiego problemu nie można rozwiązać racjonalniej, z pożytkiem dla wszystkich. Czemu służy niszczenie lekarza za to, że skutecznie prowadzi terapię pacjenta? Bo z pewnością nie poprawieniu funkcjonowania tego patologicznego sytemu ochrony zdrowia – mówi.

Rzeczywistość jest jednak brutalna. Lekarz miesiąc w miesiąc wystawia funduszowi fakturę, ale nie widzi ani grosza. A i tak musi od tej kwoty płacić podatek. Chodzi do urzędu z żywą gotówką będącą podatkiem od wirtualnej sumy i wrzuca ją skarbówce do pieca. Jest na skraju wyczerpania nerwowego. Miota się, walczy, próbuje zainteresować sprawą media (wcześniej w lokalnej prasie zdążyły się już pojawić artykuły o „dentyście oszuście"). Pisze skargi i prośby o pomoc do wszystkich możliwych urzędów.

I modli się, żeby w efekcie stresu spowodowanego wojną z urzędnikami nie popełnić błędu medycznego.

– Wtedy mieliby prostą drogę do tego, żeby pozbawić mnie prawa do wykonywania zawodu. Tego bym sobie nie darował, bo straciłbym możliwość pociągnięcia tej sprawy do końca. NFZ doprowadził mnie do takiego stanu, że pewnego dnia leżałem w wannie i nie wiedziałem, czy z niej wyjdę. Składałem się z atomów, żeby pracować, żyć – mówi.

Musi wziąć kredyt, żeby jego działający od dwóch dekad gabinet mógł przetrwać. Z kredytu płaci pensje asystentkom, opłaca czynsz. Sam przez dziewięć miesięcy pracuje za darmo.

– Doktor Judym to przy mnie mały Miki. On dawał ludziom tylko swoją wiedzę. Ja wziąłem kredyt, żeby ich leczyć i pokryć to, co powinni otrzymać od państwa – mówi. Uśmiecha się, ale to nie jest uśmiech oznaczający radość. Tak wygląda zażenowanie.

Inny, lepszy świat

Doktor wysyła mi wiadomości e-mailowe.

Pierwsza. Temat: Pismo pacjentów do Ministra Zdrowia.

Mija kilka minut, telefon znów wibruje.

Druga. Temat: Pismo do prezesa NFZ w sprawie stanowiska Naczelnej Rady Lekarskiej.

Pół godziny, wibracja.

Trzecia. Temat: Inny, lepszy świat.

Sprawdzam.

Żeby przegapić branie dużego szczupaka, trzeba być gamoniem naprawdę sporego kalibru. Otwierasz kabłąk kołowrotka, wyrzucasz do wody gumową przynętę, zamykasz kabłąk. Dwoma energicznymi ruchami wędki podciągasz żyłkę, po czym pozwalasz jej opaść. Ściągasz, pozwalasz opaść. I dalej, i dalej. Sztuczna rybka prowadzona w ten sposób imituje ranną, żywą rybę. Jeśli czujesz nagłe, mocne uderzenie – zacinasz. Pojawia się świst hamulca w kołowrotku.

Szczupak to silny przeciwnik, czasem potrafi wyciągnąć ze

szpuli kilkadziesiąt metrów żyłki. Czujesz wtedy skok adrenaliny, emocje błyskawicznie bijące do głowy. Ryba odjeżdża, miota się, próbuje wpłynąć w trzciny, w podwodną trawę, wypiąć się. Ty nie dajesz za wygraną, ale linki gwałtownie nie ściągasz. Niech ryba pracuje, niech się męczy, niech traci siły. Koledzy na łódce zwijają swój sprzęt, żeby nic się nie splątało. Widzisz, jak pracuje szczytówka wędki. W końcu pompujesz – zdecydowany ruch kijem w górę i kilka szybkich obrotów korbką kołowrotka. Jeszcze raz, i jeszcze. Dziś masz do czynienia z naprawdę silną bestią.

W końcu ją widzisz, jest przy powierzchni wody. 10 metrów od ciebie, pięć, tuż przy podbieraku. Nic z tego, jeszcze nie teraz, akcja się powtarza. Ryba odjeżdża na 30 metrów, hamulec, pompujesz, ściągasz, nie dajesz jej wpłynąć w trzciny. Zbliża się, 15, 10, 5 metrów. Jest! W końcu! Szczupak w podbieraku. Waga, zdjęcie, całus, ryba wypuszczona do wody.

Być może zupełnie tego nie rozumiesz, nigdy nie było ci dane poczuć tego skoku adrenaliny. Kto jednak w przeszłości miał okazję tego doświadczyć, wie o jakich uczuciach mowa. No i obcowanie z przyrodą... Wierzby niemal rzucają się w taflę wody, wiszą spokojne tuż nad lustrem. Kaczki, łabędzie, czasem z brzegu do wody niezdarnie wpakuje się wydra. Wędkarstwo Grzegorza odpręża. Purpurowe od zachodzącego słońca niebo – wycisza, koi skołatane nerwy, pozwala zapomnieć o kłopotach.

– Gdyby nie ucieczka w ten świat, batalia z Narodowym Funduszem Zdrowia wpędziłaby mnie w chorobę. Po prostu bym zwariował – mówi lekarz.

W e-mailu zdjęcia: ze szczupakami, pstrągami, ogromnymi okoniami. Nad zalewami, rzekami, na zamarzniętych jeziorach. Grzegorz na zdjęciach się uśmiecha. To uśmiech oznaczający radość.

Byle odsunąć od składki

Siedzimy pośrodku gabinetu. Każdy na skromnym zydlu bez oparcia. Z prawej – doktor, z lewej – mecenas Andrzej Lis.

Mecenas: – W czasie, w którym lekarz wykonuje świadczenia gwarantowane, nie może świadczyć usług nierefundowanych, czyli przyjmować pacjentów prywatnie. A mówiąc po ludzku: jeśli kontrakt z NFZ zobowiązuje lekarza do przyjmowania pacjentów od 8 do 15 za państwowe pieniądze, to w tym czasie nie ma on prawa dodatkowo zarabiać na prywatnym przyjmowaniu pacjentów. Tak mówią przepisy. Wydaje się to logiczne, zrozumiałe. Niech ktoś mi jednak wskaże w polskim prawie przepis zakazujący łączenia świadczeń. Gdzie jest napisane, że pacjent w trakcie usuwania ósemki w ramach składki nie może sobie założyć dodatkowo płatnego biomateriału? Takiego przepisu po prostu nie ma! Stanowisko NFZ w tej kwestii oparte jest na „paragrafie" o zakazie pracy w dwóch gabinetach. To nieporozumienie. Pacjent ma prawo do świadczeń zdrowotnych odpowiadających wymaganiom aktualnej wiedzy medycznej, a lekarz ma obowiązek wykonywać zawód zgodnie z jej wskazaniami, dostępnymi mu metodami i środkami zapobiegania, rozpoznawania i leczenia chorób, zgodnie z zasadami etyki zawodowej oraz z należytą starannością. Zgodnie z zasadami etyki lekarskiej ma też obowiązek kierować się przede wszystkim kryterium skuteczności i bezpieczeństwa chorego oraz nie narażać go na nieuzasadnione koszty. Tak też robił doktor Skrzypek.

Sprawa nie jest świeża. W przeszłości zapadały prawomocne wyroki obalające tezy NFZ, nawet idące dalej niż w tej sprawie. Pierwszy przykład z brzegu – operacje zaćmy. Człowiek widzi przez przezroczystą soczewkę, która z wiekiem mętnieje. Wtedy przestaje się widzieć i operacyjnie wymienia naturalną soczewkę na sztuczną.

– W Polsce na zabieg czekasz w kolejce trzy lata, a NFZ zapewnia ci operację z soczewką najniższego standardu. Na rynku są lepsze, korygujące jednocześnie inne wady wzroku, dzięki czemu nie trzeba nosić okularów. Pewna klinika pozwalała więc chętnym pacjentom do operacji w ramach NFZ dopłacać do lepszych soczewek. Dokładnie taki sam zabieg, tylko wszczepia się inną soczewkę. Urzędnicy nałożyli na klinikę karę, zabrali jej kontrakt i zawiadomili prokuraturę. Prokurator nie dopatrzył się jednak nieprawidłowości i umorzył postępowanie. NFZ się odwołał, ale Sąd Okręgowy w Warszawie postanowienie o umorzeniu utrzymał w mocy. Jeśli więc pacjent chce, powinien móc dopłacić sobie do wyższego standardu leczenia. NFZ tkwi jednak przy swojej interpretacji, tworzy kolejne zawiadomienia, pozywa ludzi do sądu, nakłada kary, rozwiązuje umowy. W przypadku pana doktora sytuacja jest podobna, z tym że pan doktor nie podnosił standardu, tylko zgodnie z aktualną wiedzą medyczną i dla dobra chorego łączył dwa świadczenia. No i leczył zęby, a nie oczy – mówi mecenas.

Idąc tropem operacji zaćmy – zrobisz ją albo w całości w ramach składki, czyli z najgorszą soczewką, albo w całości prywatnie, za kilka tysięcy. O połączeniu świadczeń i dopłacie do wyższego standardu soczewki nie ma mowy. Unijne prawo daje ci jednak inną możliwość. Możesz pojechać do jakiegokolwiek kraju Unii Europejskiej, poddać się tam operacji, wszczepić soczewki wyższej jakości. Za zabieg zapłacisz z własnej kieszeni, ale po powrocie do kraju pójdziesz do NFZ, wypełnisz odpowiedni papier, przedstawisz rachunek i Fundusz w ramach tzw. dyrektywy transgranicznej zwróci ci pieniądze za operację! Będzie to kwota, jaka zostałaby przelana polskiemu szpitalowi za wykonanie podstawowego, gwarantowanego zabiegu.

– Czyli co? Da się dopłacać do standardu czy się nie da?! – irytuje się Skrzypek. – Dlaczego NFZ tkwi w takim absurdzie? Od razu odpowiem: bo w grę wchodzą pieniądze. Fundusz robi wszystko, żeby odsunąć pacjenta jak najdalej od jego składki, zmusić go do podjęcia prywatnego leczenia i zostawienia funduszowych pieniędzy w spokoju. NFZ z jednej strony zapewnia minimalny zakres świadczeń gwarantowanych, a z drugiej zakazuje ich łączenia. Wiadomo przecież, że człowiek będzie chciał lepszej operacji, lepszego zabiegu, bo chodzi o jego zdrowie. Kiedy ostatni raz leczył pan sobie zęby na NFZ? No właśnie... Tu pojawia się jeszcze jedna niesprawiedliwość. Zarabia czeski lekarz, Słowak, Niemiec, a Polak siedzi na dupie i nic z tego nie ma. No i podatek zostanie w Czechach albo na Słowacji. Czy to jest wspieranie polskich przedsiębiorców?

Rzeczywiście nasi sąsiedzi już przed laty zwietrzyli szansę na dobry zarobek. Rozwinęli w Polsce na szeroką skalę „zaćmową turystykę". Organizują autokary, przejazdy do klinik w Czechach, czasem nawet przedstawiają ofertę zabiegu połączonego ze zwiedzaniem miasta. Tylko w 2017 roku zaćmę usunęło za granicą 16 tysięcy Polaków.

Jak jest teraz

Krzysiek do doktora trafia kilka miesięcy po tym, jak świętował swoją osiemnastkę. I chwilę po nałożeniu przez NFZ kary na Skrzypka. Ból w okolicy przednich zębów, które w przeszłości były leczone kanałowo.

– Siadaj, zobaczymy, co się dzieje – mówi lekarz, wskazując fotel. Matka czeka w korytarzu. Doktor zagląda, widzi niewielką zmianę na dziąśle. Robi radiowizjografię. Już wszystko jasne. Na monitorze wielka torbiel, która rozwinęła się nad jedynką, dwójką i trójką. Krzysiek prosi, żeby zawołać mamę.

– Jeśli chce pani leczyć chłopaka na NFZ, to przysługuje mu usunięcie torbieli, badanie histopatologiczne, wykonanie zdjęcia i koniec. Sprowadza się to do tego, że gdy będę usuwał torbiel, będę musiał usunąć synowi trzy przednie zęby – mówi Skrzypek.

Przerażenie matki, strach w oczach siedzącego na fotelu

pacjenta. Taki wiek i brak trzech przednich zębów? Brzmi jak wyrok.

– Jest jeszcze inna możliwość, ale ten zabieg trzeba wykonać prywatnie. Mogę uciąć wierzchołki zębów, usunąć torbiel i założyć biomateriał. Zabieg kosztuje na mieście 3500 złotych – dodaje.

Kobieta słyszy kwotę i z wrażenia siada na krześle.

– Dobrze, musimy tak zrobić – odpowiada po chwili namysłu. Od razu zastanawia się, skąd weźmie pieniądze, skoro miesięcznie zarabia trochę ponad 1000 złotych.

– W takim razie musi pani przyjść z synem za pięć godzin. Teraz przyjmuję na NFZ i nie mogę zrobić synowi zabiegu za pieniądze – odpowiada Skrzypek.

Ostatecznie kobieta płaci za zabieg 1500 złotych. Tylko człowiek bez sumienia mógłby wymagać od niej całości kwoty.

– Zanim wybuchła afera, połączyłbym świadczenia. Wziąłbym za biomateriał 400 złotych, a resztę pokryłoby państwo w ramach składki. Gdyby chłopak miał mniej niż 18 lat, leczyłbym go za darmo, ale i tak nie mógłbym mu założyć biomateriału, czyli zapewniłbym mu gorsze gojenie się rany. Czy nie jest to naruszenie prawa pacjenta do terapii, którą kupił w NFZ za swoją składkę? Bo ja uważam, że tak.

– Co w podobnych sytuacjach robią pana koledzy po fachu? Zostawiają dziury w twarzy? – dopytuję.

– To pytanie należałoby zadać moim kolegom. Każdy odpowiada za siebie. Ja działam według własnego sumienia i wiedzy medycznej. Jako lekarz w każdym z zakwestionowanych przez NFZ przypadków wywiązałem się ze swoich obowiązków znakomicie. I mówię śmiało, wprost: leczyłem tych ludzi na światowym poziomie. A że to się wiąże ze środkami? Cóż, nikt biomateriału ani sprzętu do radiowizjografii za darmo nie rozdaje. Materiał trzeba kupić, sprzęt – serwisować. Takie jest życie. Stołek zdążył przejąć już trzeci minister zdrowia. Nie zrobiono nic, by naprawić absurdalne interpretacje NFZ. Lekarz prawnie zobowiązany jest do leczenia zgodnie z aktualnym stanem wiedzy medycznej. Każdy, kto zmusza lekarza do działań na szkodę chorego, moim zdaniem popełnia przestępstwo. NFZ zmusza mnie jednak do prowadzenia terapii niezgodnej z aktualnym stanem wiedzy medycznej. Co więcej, jednocześnie wywłaszcza pacjenta z prawa do świadczeń gwarantowanych. Absurd goni absurd! – denerwuje się lekarz.

Naczelna Rada Lekarska swoje, NFZ swoje

Skrzypek pisze listy. Do Ministerstwa Zdrowia, Narodowego Funduszu Zdrowia, Naczelnej Izby Lekarskiej, posłów, pani premier, prezydenta, Rzecznika Praw Pacjenta, Rzecznika Praw Dziecka, Naczelnej Izby Kontroli. Przedstawia absurdy, prosi o pomoc.

W 2015 roku lekarzowi odpisuje sekretarz Naczelnej Rady Lekarskiej. „Po odbyciu licznych rozmów z kolegami lekarzami dentystami w Naczelnej Izbie Lekarskiej mogę Pana zapewnić, że Pana listy nie zostały odłożone ad acta, a problem, który Pan zgłasza, jest nadal żywo dyskutowany w Komisji Stomatologicznej NRL. Nie potrafię Panu pomóc w konkretnej sprawie, która Pana dotyczy" – pisze sekretarz Konstanty Radziwiłł. Ten sam, który kilka miesięcy później zostanie ministrem zdrowia. Doktor Skrzypek będzie do niego pisał także jako do ministra – na nic.

Naczelna Rada Lekarska „żywo dyskutuje" problem przez dwa i pół roku. Pod koniec 2017 roku przyjmuje oficjalne stanowisko: „Łączenie procedur medycznych finansowanych ze środków publicznych z procedurami płatnymi jest dopuszczalne. Jest to niezbywalne prawo pacjenta, przy czym o możliwości udzielania świadczeń komercyjnych łącznie ze świadczeniami gwarantowanymi powinien decydować lekarz dentysta". W uzasadnieniu między innymi, że „w warunkach szczupłości koszyka gwarantowanych świadczeń stomatologicznych odmawianie pacjentom prawa do zastosowania nowoczesnej terapii, za którą są gotowi ponieść pełną opłatę, jest już nie tyle nieracjonalne, co naraża lekarza na konflikt z zasadami etyki lekarskiej". Do tego argumenty, że przecież taka praktyka dentystów nie przynosi NFZ żadnej szkody. No i że w systemie prawa nie ma „ani jednego przepisu odnoszącego się do omawianej sytuacji, z wyjątkiem zakazu ograniczania dostępności do świadczeń publicznych". Stanowisko mocne i jednoznaczne.

Podkarpacki Rzecznik Pacjenta, stowarzyszenie założone po to, aby walczyć z absurdami w służbie zdrowia, po ukazaniu się opinii NRL wysyła pismo do rzeszowskiego NFZ. Prosi o stanowisko. Odpowiedź od dyrektora Roberta Bugaja nadchodzi po dwóch miesiącach. „Z takim stanowiskiem nie można się zgodzić, gdyż nie ma ono poparcia w przepisach prawa" – pisze Bugaj. Pismo wskazuje na rozporządzenie z 8 września 2015 roku oraz definicję harmonogramu udzielania świadczeń na podstawie umowy zawartej z Funduszem. „Harmonogram to wykaz zawierający informacje dotyczące dostępności miejsca udzielania świadczeń" i dalej, że „świadczeniodawca udziela świadczeń przez cały okres obowiązywania umowy, zgodnie z określonym w umowie harmonogramem oraz planem rzeczowo-finansowym". Stanowisko: „Już te podstawowe regulacje prowadzą do wniosku, że świadczeniodawca nie może w czasie wskazanym w harmonogramie będącym częścią składową umowy z Funduszem udzielać świadczeń tzw. komercyjnych". Rzeszowski oddział Funduszu jest nieugięty.

– Udzielenie połączonych świadczeń spowodowało ograniczenie dostępności dla chorych w ramach NFZ? – pytam doktora.

– To kolejna manipulacja, zresztą łatwa do obalenia. Z NFZ współpracujemy od dziesięciu lat. W tym czasie zawsze wykonywaliśmy znacznie większą liczbę świadczeń niż zakontraktowana i przedstawiona w planie rzeczowo-finansowym. Fundusz doskonale o tym wie, a te dane są dostępne w NFZ. Czyli to Fundusz ogranicza dostępność do świadczeń, bo kupuje ich mniej, niż wynosi zapotrzebowanie chorych oraz możliwości wykonawcze lekarzy, a nie lekarz łączący procedury! Jak mogę więc ufać instytucji, która dysponuje twardymi danymi, ale wyciąga z nich fałszywe wnioski? Jak nazwać tego typu działania?

W końcu sam zwracam się do rzeszowskiego NFZ. Urzędnicy chcą, abym pytania przesłał drogą mailową. Wysyłam. Jakich dokładnie nieprawidłowości według Podkarpackiego OW NFZ dopuścił się w realizacji umowy z NFZ doktor Grzegorz Skrzypek? Czy działanie doktora Grzegorza Skrzypka naraziło Narodowy Fundusz Zdrowia na straty finansowe? Na którym dokładnie przepisie prawa opiera się stanowisko Podkarpackiego OW NFZ w kwestii zarzutów postawionych doktorowi Grzegorzowi Skrzypkowi? Jaka kara została nałożona przez Podkarpacki OW NFZ na doktora Grzegorza Skrzypka? O jakim rodzaju kary mówimy i o jakich kwotach? Do tego prośba o odniesienie się do stanowiska Naczelnej Rady Lekarskiej, do zarzutu, że stanowisko urzędu zmusza doktora do leczenia wbrew najnowszej wiedzy medycznej oraz o informację, czy rzeszowski NFZ znajduje się w podobnym sporze z innym lekarzem.

Urząd odpowiada: „POW NFZ nie jest w sporze z doktorem Grzegorzem Skrzypkiem. POW NFZ stwierdził natomiast, w wyniku przeprowadzonej kontroli, że doktor dopuścił się wielu nieprawidłowości w realizacji umowy – np. pobierania nienależnych opłat za świadczenia gwarantowane, czy wykazywania do rozliczenia fikcyjnych świadczeń. W związku z tym skierowaliśmy zawiadomienie do organów ścigania o zachodzeniu możliwości popełnienia przestępstwa. Sprawa znalazła swój finał w sądzie. Proces trwa". Pod wiadomością podpisał się rzecznik prasowy urzędu, Marek Jakubowicz.

Zwracam się do pozostałych 15 wojewódzkich oddziałów Narodowego Funduszu Zdrowia z prośbą o stanowisko w tej sprawie. Dostaję odpowiedź od połowy urzędów. Stanowisko w zasadzie takie samo: Świadczenia gwarantowane są w całości finansowane ze środków przeznaczonych na realizację umów zawartych z NFZ i nie podlegają współfinansowaniu przez świadczeniobiorców, a świadczenia wykonywane w innym standardzie niż określone w rozporządzeniu w całości finansowane są przez świadczeniobiorcę.

Pokazuję odpowiedzi Skrzypkowi.

– No przecież, do cholery, pacjent nie współfinansował tego, co mu się z NFZ należy, tylko zapłacił za to, czego NFZ nie refunduje! Nikt nie pytał, czy pacjent może dopłacać do procedur refundowanych, tylko czy może zapłacić za procedury nierefundowane możliwe do wykonania tylko jednoczasowo ze względu na wskazania medyczne! To jest urzędniczy bełkot! – irytuje się lekarz.

Dopytuję w takim razie urzędników, czy gdyby pacjent w jednym z krajów Unii Europejskiej przeszedł zabieg usunięcia ósemek połączony z założeniem biomateriału, to czy w ramach dyrektywy transgranicznej należałby mu się zwrot pieniędzy za świadczenie gwarantowane.

„Przepisy umożliwiają zwrot kosztów świadczenia opieki zdrowotnej, będącego świadczeniem gwarantowanym, udzielonego na terytorium innego niż Rzeczpospolita Polska państwa członkowskiego Unii Europejskiej". „Nie ma niestety możliwości oddzielenia kosztu samego biomateriału i przyznania zwrotu kosztów za pozostałe świadczenia z tej samej procedury".

I tak w kółko. Tony papierów, tysiące interpretacji przepisów, wnioski, pisma.

Tuż przy drzwiach, z lewej, wiszą na ścianie trzy dyplomy. Uniwersytety: Getynga, Münster, Heidelberg. Zerkam, są z początku lat 90., ale doktor wciąż jest z nich prawdziwie dumny. Polska kapitalistycznie raczkowała, a on był stypendystą, uczył się u sąsiadów, szanowali go, działał w naukowym kole. Prymus. Mimo że przebywał tam jedynie na stypendium, Niemcy wciągnęli go na listę alumnów. Dziś, jadąc na Zachód, może się zwracać o pomoc do innych absolwentów odpowiedniego wydziału na uczelni. W każdej sprawie, zarówno konsultacji medycznej, jak i noclegu w czasie kongresu czy zjazdu.

– Namawiali, żebym został, ale nie chciałem – mówi.

– Dlaczego?

– Bo moja ojczyzna to Polska. Myślałem wtedy: czy zawsze ma być tu dziadostwo? Mogą to zmienić tylko ludzie, którzy widzieli inne wzorce. Teraz, gdy dopadł mnie system, lekarze, nawet wysoko postawione osoby w ministerstwie, pytają: „Grzechu, dlaczego nie przyjmujesz tylko prywatnie? Przecież mógłbyś kosić pieniądze jak zboże!". A ja jestem idealistą, chcę pomagać także tym ludziom, których nie stać na całkowicie prywatny zabieg. Swoim działaniem dowiodłem, że jest to możliwe, ale wymaga wiedzy, wyobraźni i dobrej woli ze strony urzędników. Wystarczy, że państwo nie będzie przeszkadzać.

Gdy wracałem z Niemiec do Polski, mogłem sobie kupić używane audi czy mercedesa. Wróciłem jednak z dentystycznym fotelem, którego – oprócz nowoczesnego unitu kupionego już w Polsce za dotację z Unii Europejskiej – używam do dzisiaj.

Od długiego czasu przyjaciel namawia mnie, żebym przyjechał do niego do małego miasteczka na północy Anglii. Za każdą usuniętą ósemkę dostawałbym tam 500 funtów. Żyłbym jak król. Ale to nie są moje priorytety. Przez wydarzenia ostatnich lat spada mi jednak poziom empatii. Może gdy w końcu udowodnię, że to ja mam rację, rzucę to wszystko w cholerę i pojadę tam, gdzie docenią mnie za kompetencje, fachowość i zaangażowanie?

Ale wcześniej pojadę na ryby. I może mi przejdzie.

* * *

Paulina Kieszkowska-Knapik, adwokat, wspólnik w Kancelarii Kieszkowska Rutkowska Kolasiński:

– Interpretacje NFZ prowadzą do tego, że pacjent jest niejako odsunięty od dostępu do swojej własnej składki, którą odprowadza. Chory jest wypychany poza system i płaci prywatnie za leczenie. Na przykład idziesz do stomatologa i dowiadujesz się, że tak naprawdę nic ci się nie należy. Nie masz nawet prawa dopłacić do lepszego standardu, więc zamiast za darmo albo dopłacając 200 bądź 100 złotych, leczysz ostatecznie zęby prywatnie za 600 złotych. Dokładnie tak samo jest z okulistyką i endoprotezami. Prowadziłam sprawę młodej kobiety, która miała do wyboru: endoprotezę długotrwałą, najwyższego standardu, oraz taką, którą trzeba będzie reoperować za pięć lat. Państwo zapewnia oczywiście tę gorszą, a do lepszej nie można dopłacić różnicy ceny. To idiotyzm, bo operacja jest taka sama dla jednej i drugiej endoprotezy. Ostatecznie pacjentka musiała zapłacić za całość operacji przeprowadzonej prywatnie. Dodatkowy absurd polega na tym, że przecież w aptekach funkcjonuje system współpłacenia za leki. Jest limit, do którego dorzuca się NFZ, a powyżej limitu płaci pacjent. To samo jest z aparatami słuchowymi.

Artykuł 68 ust. 1 Konstytucji gwarantuje obywatelowi ochronę zdrowia. Państwo powinno w tym pomóc, a nie przeszkadzać. Tendencja NFZ będąca próbą odepchnięcia pacjenta od składki jest do zaobserwowania na wielu poziomach. Totalnym absurdem było, że zakazano nawet darowizn w szpitalach onkologicznych. Ludzie, próbując ratować swoje życie, zbierali na nierefundowane leki. NFZ przyjął natomiast interpretację zakazującą lekarzom podawania takich leków! Czyli że nie wolno pacjentowi się ratować! To była groteska, więc MZ wydało okólnik: każdy szpital decyduje w tej sprawie sam. Co do zasady jednak NFZ stoi na stanowisku: jeśli pacjent dopłaci choć grosz do procedury finansowanej przez Fundusz, jest to złamanie przepisów.

Nie ma jednak w polskim prawie przepisu, który zwalnia Fundusz ze wsparcia obywatela, a dodatkowo zakazuje dopłacania. NFZ wymyślił po prostu figurę: bić w lekarzy, oni się przestraszą, przestaną brać dopłaty i ścisną się w wąskich koszykach. Wtedy kasa zostanie nieruszona. I tak się dzieje.

Większość dentystów, lecząc na NFZ – ze strachu przed konsekwencjami – nie oferuje procedur zgodnych ze stanem aktualnej wiedzy medycznej. W opisywanym przypadku pacjent schodzi z fotela i do domu idzie z dziurą w czaszce, bo użycie biomateriału nie znajduje się w koszyku świadczeń gwarantowanych. Na głębokiej prowincji ludzie albo zębów nie mają, albo niemal ich nie mają. Koszyk świadczeń gwarantowanych zawiera w sobie absolutne minimum, łączenie jest ścigane, więc ludzie nie jedzą jak należy, nie gryzą. A od chorych zębów albo ich braku powstają kolejne schorzenia, pojawiają się kłopoty żołądkowe. To generuje jeszcze większe obciążenia dla systemu.

Doktor Skrzypek mógłby spokojnie funkcjonować jako komercyjny dentysta. Ma jednak umowę z NFZ, leczy tych biedniejszych pacjentów. Właśnie takich lekarzy potrzeba. Ludzi, którzy podwiną rękawy, by ratować innych. Z doświadczenia wiem jednak, że właśnie takie osoby są przeważnie turbowane przez system.

Przeboleć ten policzek

– Gdybym przed studiami zdawała sobie sprawę, jak system wygląda od środka, i tak poszłabym na medycynę. Wcześniej zaczęłabym się jednak uczyć szwedzkiego i pojechałabym tam robić specjalizację.

– Często spotykam się ze stwierdzeniem: jeśli lekarz studiował za moje podatki, musi to teraz odrobić i przynajmniej dziesięć lat powinien pracować w Polsce. A mechanik, który uczył się w Polsce za twoje i moje podatki, też powinien to odpracowywać w Polsce? Albo dziennikarz? Prawnik? Informatyk?

Dobry wieczór

– Szybko! To dziecko ma ogromną duszność! – pielęgniarka prawie krzyczy do słuchawki.

Doktor Kubicka rzuca papiery, w biegu chwyta stetoskop. Kilka kroków z gabinetu na oddział. Świst słychać od wejścia – charakterystyczny objaw ciężkiego zapalenia oskrzeli. Chłopczyk leży nieruchomo, dyszy, saturacja (nasycenie krwi tlenem) poniżej 90.

– Ale przepraszam bardzo! Czy może mi ktoś wyjaśnić, co my tu w ogóle robimy?! – to pierwsze słowa jego matki.

„Dobry wieczór" zaginęło między „do cholery" i „ja podatki płacę".

– Zostaliście przyjęci do szpitala. Na korytarzu czeka na was łóżko. SOR was o tym nie poinformował? – pyta lekarka, ale już wie, że znów została okłamana przez kolegów z dołu. W salach nie ma miejsc (w okresie zimowym na oddziałach dziecięcych nie ma ich we wszystkich szpitalach w regionie), a na korytarzu ani kontaktów, ani źródła tlenu. Lekarz z oddziału ratunkowego powinien szukać łóżka w innej części szpitala, przepełnienie i kilometrowa kolejka na SOR-ze zmuszają go jednak do stosowania tanich chwytów. Bez tego pacjent w tak ciężkim stanie nie zostałby dziś przyjęty na jej oddział.

Matka oburzona, babcia doładowuje swoją amunicją, doktor Kubicka kryje się za barykadą własnych myśli. Jakie leki? Dawki?

– Natychmiast podkłuwamy, podajemy sterydy. I inhalacja! – zarządza, patrzy i już wie, że ma kolejny problem. Pielęgniarka nie wykona choćby pół czynności bez jej zlecenia wbitego w komputer i podbitego pieczątką. Dziecko świszcze, nie może złapać tchu. Matka krzyczy. Pielęgniarka czeka. Doktor biegnie do komputera, pisze, drukuje, podbija.

To chłopczyk, dwa i pół roku. Wkłuć udaje się dopiero za czwartym razem, lekarka trzyma dziecko na kolanach. Próbuje je inhalować, ale maluch odpycha urządzenie. Leki wziewne, sterydy dożylnie. Inhalacja pięć minut, badanie. Inhalacja, badanie. Analiza wskazań na monitorze. Czas leci, na oddziale jest jeszcze 20 innych dzieciaków, u 16 w ogóle nikt nie był w ramach obchodu. Pielęgniarki z inhalacją nie pomogą, na tę godzinę mają rozpisane leki do podania w 10 salach.

Do zabiegowego wpada jedna z nich.

– Gorączka dziewczynki spod czwórki nie spada. A na dziewiątce, wie pani doktor, to powikłane zapalenie płuc, gorączkuje do 40.

Chłopiec zostaje z mamą. Dziesięć kroków przez korytarz, w prawo, badanie pod czwórką. Komputer, zlecenie leków, pieczątka. Teraz do dziewiątki, 20 kroków, w lewo, osłuchać płuca. Jest źle, stan się nie poprawia, a dziecko ciągnie już przecież na trzech antybiotykach. Obok łóżka młody ojciec – blady jak ściana.

– Co się dzieje? Dlaczego nic nie pomaga? – pyta.

– Spokojnie, musimy zrobić kolejne badania – odpowiada lekarka.

Komputer, zlecenie, pieczątka.

Na szóstce dwumiesięczna Chinka, doktor nie zdążyła jej dziś jeszcze dojrzeć. Rodzice nie znają polskiego. Tata – kilka słów po angielsku, mama – nic. Wyciąga telefon, Google Translate.

Chińskie pismo z lewej. Polskie pismo z prawej. „DZIECKO BADAĆ? COŚ ZŁE".

Z lewej: „MOMENT. CHWILĘ CZEKAĆ". Znaczki z prawej uspokajają zdenerwowaną matkę.

Zanim Chinka, to dwójka innych, pilnych dzieci. Poprzednik mówił, żeby koniecznie zaglądać do nich co godzinę. Jedno ma założony dren do płuca, trzeba kontrolować. Dyżur trwa od trzech godzin (potrwa jeszcze dziewięć), ale przez nagłe przypadki i nowe przyjęcia nie było kiedy pójść do nich na salę. Zresztą, o czym tu mowa, skoro lekarka nie znalazła choćby 30 sekund, żeby się wysikać? Wszystko dzieje się tu w biegu, krzyku, na szczęście jeszcze nie w chaosie.

* * *

Nocny dyżur, wigilia. Oddział dziecięcy jednego z największych i najbardziej nowoczesnych szpitali w Polsce. Piękne ściany z postaciami z bajek, nowy sprzęt, dwuosobowe sale. 21 pacjentów – od czterotygodniowych niemowlaków po osiemnastolatków. Od powikłanego zapalenia płuc ze wskazaniem do resekcji (usunięcia), przez mukowiscydozę i zapalenie opon mózgowo-rdzeniowych, aż po zapalenie układu moczowego i niedobór masy ciała.

Na oddziale jeden rezydent, dwie pielęgniarki.

Dobry wieczór, zapraszamy do środka.

Będziesz gryźć korzonki

Gdy ojciec powtarza ci przy każdej okazji, że jesteś zerem i zerem już zostaniesz, trudno wystartować w godne życie. Wieś wielkości pudełka po zapałkach, gdzie mieszkasz z dwójką rodzeństwa i niepracującą matką, też nie jest najlepszą trampoliną w wielki świat. A gdy los dorzuca jeszcze ciężką chorobę, przez którą w lekarskich gabinetach wyrabiają ci kartę stałego pobytu, można już chyba mówić o prawomocnym wyroku skazującym: smutne życie, mąż z sąsiedztwa, czwórka dzieci, rosół z kury, robota na poczcie i walenie stemplem w cudze pocztówki.

– Jesteś nikim, będziesz gryźć korzonki. Tak mi ojciec mówił – wspomina Kasia. Miała wtedy 13 lat, brat dziewięć, siostra siedem. – Im częściej i głośniej to powtarzał, tym mocniej chciałam pokazać, jak bardzo się myli.

Dłużej tak nie mogli. Dziadkowie obiecali pomóc, kupili mieszkanie. Czekali na odpowiedni moment. Uciekli, gdy ojciec wyjechał do pracy w Niemczech. Zadzwonił i powiedział:

– Dotarłem na miejsce.

– To świetna wiadomość – odpowiedziała żona.

Później były telefony na policję, donosy, że porwała dzieci, słanie absurdalnych pism do sądu. A gdy dowiedział się, gdzie mieszkają – wielogodzinne seanse pod ich domem i gapienie się w okna.

– Co wtedy czułaś? Strach?

– Ojciec mnie najbardziej nienawidził, bo jako jedyna się go nie bałam. Zawsze mówiłam wprost, co myślałam. Czułam nienawiść.

Strachu nie było nawet, gdy mówił, że ich podpali. A przecież mógł to zrobić. Uciekając, zabrali samochód. Pewnego dnia, gdy wracali od dziadków, auto stanęło na środku mostu. Ktoś dosypał czegoś do benzyny. Silnik się zatarł. Dzieci pomagały spychać auto za most, żeby nie blokować ruchu trąbiącym samochodom.

Po wyprowadzce mama dorabiała, dostawała 600 złotych miesięcznie. Kasia miała tylko dwie bluzki. Gdy prała tę czarną, chodziła w tej z biało-zielonymi paskami. Jedli tylko chleb z dżemem, który mama z babcią robiły latem. Handlowała kosmetykami z Avonu, do normalnej pracy musiała pójść w wieku 15 lat. Były: dodatkowa robota w lodziarni i restauracji. Nie było: imprez, wycieczek szkolnych.

Do liceum w pierwszym roku dojeżdżała autobusem. Pobudka o 6, lekcje, pomoc w hospicjum, powrót po 19. Do klasy chodziła z córkami lekarzy, stomatologów, prawników, więc przynajmniej kosmetyki zaczęły się lepiej sprzedawać. Wyliczyła, że po roku będzie mogła sobie pozwolić na wynajęcie nie mieszkania, nie pokoju, a miejsca w pokoju na stancji. Koszt: 220 złotych miesięcznie. Sporo kasy, ale wyliczenia mówiły jasno – to może się udać. No i się udało. Pod koniec drugiej klasy koleżanka mamy zaproponowała: „Niech młoda przyleci do mnie do Stanów, dorobi na opiece moich dzieci. Pół roku, czyli nie byłoby jej przez pierwsze trzy miesiące roku szkolnego w klasie maturalnej".

Mama: „Absolutnie, wykluczone, wybij to sobie z głowy".

Nauczyciele: „To szaleństwo. Nie dasz rady, dziecko".

Pedagog, psycholog: „Proszę się dobrze zastanowić".

Poleciała.

Od 7 do 18 zajmowała się dziećmi, później – uczyła się na materiałach przesyłanych przez koleżanki z liceum. Wróciła w styczniu. W maju napisała maturę najlepiej ze wszystkich w szkole. Drugiej najlepszej szkole w województwie, pełnej synów lekarzy i córek prawników.

Wywar zaczyna bulgotać

Doktor Kubicka rozpoczęła dyżur o 20. Najpierw jest przekazanie oddziału przez poprzednika, później startuje wycieczka po salach, żeby zbadać każdego pacjenta. O tej godzinie dzieci już śpią, zawsze jest stres, by wszystkich odwiedzić najpóźniej do 23. Tym razem do 23 udało się zbadać czworo.

Telefon, SOR na linii.

– Pani doktor, właśnie przyjmuję pani pacjenta – słyszy w słuchawce.

Wie, że każdy broni swojego tyłka i na oddział często wysyła się dzieci, które niekoniecznie muszą tu trafić. Krótka dyskusja, mininegocjacje, które nie mają większych szans powodzenia.

– Nie będę z panią dyskutować. Wysyłam pani to dziecko, jest już w drodze – warczy lekarka z oddziału ratunkowego. Koniec połączenia. Sygnał, sygnał, sygnał.

W tym szpitalu na ratunkowym pracują w większości specjaliści, rezydentów traktują często jak podkategorię. Nie ma dyskusji, bywa nieprzyjemnie. Na oddział trafia więc dziecko, które nie wymaga hospitalizacji, ale jeśli zostało przyjęte, trzeba się nim zająć. Szczegółowy wywiad z rodzicami – pół godziny. Później badanie, decyzja dotycząca podania leków i podjęcia odpowiednich działań. Doktor Kubicka – rezydentka drugiego roku – jest tu sama. Sama musi więc zadecydować o dalszym leczeniu pacjenta, który został do niej skierowany najpierw: przez specjalistę lekarza rodzinnego. Następnie: specjalistę lekarza na oddziale ratunkowym. Jeśli dzieje się to o godzinie 20, można próbować dzwonić po konsultację do jednego ze specjalistów pediatrów. Ale o 23?

– Zostajesz z tym jak palec. Szczególnie w środku nocy – mówi. Badania, wyniki, zlecenia, pieczątka. Dziecko przyjęte na korytarz. Można kontynuować niedokończony obchód, dwie kolejne sale… Nic z tego, znów telefon.

– Kładę pani dziecko z zapaleniem skóry, gorączkujące do 40 stopni – znów SOR, znów wszystko w trybie oznajmującym.

– Panie doktorze, nie mam miejsca! Mam tu obturację (zwężenie dróg oddechowych), dla której został mi tylko korytarz! Sam pan wie, że nie mogę tego zrobić, że już teraz muszę tu kombinować. Poza tym nie mogę przyjąć dziecka z zakażeniem skóry i położyć go obok dziecka z infekcją. I to na korytarz!

– Pani doktor! Gdzieś to dziecko muszę upchnąć! Wszyscy już mają korytarze!

– Nie! Na gastrologii nie było jeszcze dzisiaj przyjęć, może tam się uda!

– Okej, jak tam będzie miejsce, to pani go nie przyślę.

Zakażenie skóry. Na gastrologię. Nie ma czasu ani na zastanowienie się nad tym, ani nerwowe czekanie w zawieszeniu. Przez korytarz idzie już pielęgniarka. Minę ma poważną, znów się coś dzieje. Czterotygodniowe dziecko z zapaleniem oskrzelików. To u noworodka ciężki stan, zaczęło się bardzo pogarszać. Spada saturacja, pojawiła się duszność. Trzeba zrobić pobranie na badania. No i kolejny kłopot: duszącego się noworodka trzeba przenieść do gabinetu zabiegowego, ale w zabiegowym jest już dwulatek z dusznością, mamą i babcią. Nie można ich eksmitować na korytarz (brak kontaktu do podłączenia inhalatora, brak źródła tlenu). Co zrobić? Kubicka ma kilkanaście sekund na podjęcie decyzji. Dwie izolatki, w każdej z nich dzieciaki z powikłanymi zapaleniami płuc, z wysiękiem w opłucnej, trochę podleczone.

– Dajmy ich do jednej izolatki, to czterotygodniowe do zabiegowego, a dwulatka z dusznością do zwolnionej izolatki – polecenia wydaje jak na wojnie.

Zaczynają się wędrówki ludów, mieszanie, płacz budzonych dzieci. Przybiega wściekła mama.

– Natychmiast chcę z panią rozmawiać! Dlaczego zostałam przeniesiona?!

– Przepraszam, nie miałam czasu poinformować pani osobiście. Mamy tu dziecko w ostrym stanie. To jedyna możliwość. Woli pani, żebym do pani dziecka dorzuciła zapalenie oskrzeli i żeby się wzajemnie zaraziły?

– Przyszłam tu wyleczyć swoje dziecko, a nie je dodatkowo zarażać! I wozić korytarzami po nocach! To skandal!

Matka próbuje prowadzić z lekarką dialog w podwyższonym tonie, barwi go groźbami, wzmacnia dyrektorami i ordynatorami. Kubicka kojarzy te wszystkie nazwiska, jeszcze lepiej zna te metody, ale po dwóch latach pracy tutaj groźby nie robią na niej żadnego wrażenia. Matka się poddaje, gdy czterotygodniowa postać na rękach rezydentki próbuje płakać, niemal się dusi. Spada saturacja, jest coraz gorzej. Osłuchać, sprawdzić, czy lek zaczął działać, gazometria.

Za moment powtórka historii, ale już z innym dzieckiem, ośmiotygodniowym, w sali obok.

Wszystko dzieje się równocześnie. To jeszcze nie chaos, ale wywar z krzyku, łez, cierpienia dzieci, nerwów rodziców i głowy pełnej myśli lekarki zaczyna bulgotać. Komputer, zlecenie, pieczątka. Kolejna sala, kolejny rodzic z sugestią i pytaniem, badania, komputer, zlecenia, pieczątka, Google Translate, saturacja, gazometria, sterydy, inhalator. Telefon rezydentki z gastrologii.

– Pani doktor! Bardzo proszę o konsultację! Przysłali mi tu jakieś zakażenie skóry! Nie wiem, co mam robić, to mój trzeci dyżur w życiu! – Dziewczyna jest o krok od śmierci ze strachu. Jest tam sama, ma do pomocy dwie pielęgniarki.

– Proszę dać mi moment. Mam tu sajgon. Przyjdę za jakiś czas.

Jest druga w nocy. W końcu korytarza słychać płacz.

Mamo, nie dam rady

Przed wyjazdem na studia: miesiąc w Bawarii, hotel, restauracja, uprawa winogron. Później: dwa miesiące w Holandii. Truskawki na kolanach, ciężkie skrzynki, robota ponad ludzkie siły, spanie w metalowych barakach. Najgorsze było sadzenie pora: wielkie pole i dziurki średnicy pięciozłotówki po horyzont. W ziemi, często w błocie, brodziło się kilometr lub dwa, oczywiście na kolanach. Pchało się te cholerne pory w te cholerne dziurki, ciągnęło za sobą tę cholerną, dwudziestopięciokilogramową skrzynkę z sadzonkami. No i stosunek do Polaków: wciskanie w busy po 20 osób i wożenie na pola w gorszych warunkach niż Holendrzy transportowali zerwane w plastikowe pojemniki truskawki. Traktowali ich jak zwierzęta. Być może dlatego, że Polacy sami zachowywali się jak zwierzęta. Pijatyki, nocne awantury, brak szacunku wobec siebie samych. Trzeba było wytrwać, trzy lata z rzędu.

– Medycyna wymaga poświęceń, szczególnie gdy nie jest się z bogatego i normalnego domu.

Początek był dramatem. Kaśka uczyła się od 7, powtarzała przed zajęciami. Wracała o 17 i dalej się uczyła. Kończyła o 2–3 w nocy, wstawała o 7, powtarzała, szła na zajęcia, wracała o 17... I tak dwa lata.

Najgorsze były przedmioty przedkliniczne – biochemia, anatomia, biofizyka, elementy optyki z takimi wyliczeniami, jakby za moment trzeba było zbudować rakietę i wystrzelić się w kierunku Jowisza. Materiału ogrom, wszystko pędziło. Robiłeś przerwę i byłeś w malinach. W zimie, przez przeziębienie, opuściła kilka dni. Po powrocie próbowała nadrabiać, ale materiał ją przygniótł. Poprawka, chwile załamania. O 4.30 w nocy SMS do mamy: „Nie dam rady. Rzucam to, zajmę się czymś innym". Mama do dziś ma tę wiadomość w telefonie.

Przez dwa lata nie przeczytała ani jednej książki niezwiązanej ze studiami. Nie zobaczyła ani jednego filmu.

Inny problem pojawił się, gdy na salę wjechały całe zwłoki. Z twarzą, często bez skóry. Na roku – 200 studentów. Do zakładu anatomii wchodziło jednocześnie 40. Niejedna dziewczyna tam mdlała, by ocknąć się na korytarzu z nogami w górze i najczarniejszymi myślami krążącymi wokół kwestii podstawowej: czy to w ogóle dla mnie? Jej wynosić nie było trzeba. Zawsze stała najbliżej stołu, ale nauczyła się nie patrzeć na twarz. Twarz uczłowieczała.

Makijażu na anatomię się nie robiło. To przez formalinę, która wyciskała łzy. W sali stało sześć stołów ze zwłokami, obok słoje z mózgami. Formalina parowała, a wszyscy płakali, takie było jej stężenie.

Najtrudniej było, gdy na zajęcia z medycyny sądowej przywozili wypadki, podejrzenia morderstw. Pierwszy raz zrobiło się jej niedobrze w maju. Gorąco było jak cholera, na dodatek w całym mieście wysiadł prąd, zdechła klimatyzacja. Na salę wjechał pan, który zmarł cztery dni wcześniej. Dotknięcie jego głowy powodowało wypadanie włosów, brzuch miał jak balon. Gdy lekarz go rozkroił, smród był taki, że zatrzymał się czas. Sekunda, a przytomność straciliby wszyscy w promieniu 20 kilometrów. Tak się jej przynajmniej wtedy wydawało. Ciężkie były też sekcje zwłok dzieci. Wykładowca pozwalał patrzeć z oddali albo wyjść. Zostawało raptem kilka osób, w tym ona, najbliżej stołu.

Tak, to były wymagające studia.

Słuchawka rzucona na aparat

„Dzięki Bogu jesteś” – mniej więcej tyle daje radę wyczytać doktor Kubicka przed trzecią w nocy z wyrazu twarzy rezydentki na gastrologii. Dziecko leży w zabiegowym, z daleka widać, że gorączką mogłoby ogrzać pół szpitala. Czy aby na pewno wywołuje ją zakażenie skóry? Matka wtrącająca się w rozmowę jest przekonana, że nie.

– Tydzień temu skóra wyglądała jeszcze gorzej! I nic mu nie było! To nie może być od tego!

– Jak to: gorzej? Byliście z tym u lekarza?

– Nie.

Konsternacja. Konsultacja.

– Zbadaj mu mocz, podklej woreczek, podaj kroplówkę. Jeśli nie będzie siusiał – zacewnikuj.

– Zacewnikuj?! Jezu, nigdy tego nie robiłam... – Przerażenie nie ustępuje.

– Wydzwonisz nefrologów, może ktoś będzie miał chwilę i ci pomoże – kończy Kubicka. Wie, że musi wracać.

Już przy drzwiach łapie ją Azjatka z telefonem. Dalej – badanie dzieciaków pod piątką w ramach obchodu. Jedno z nich ma wychodzić rano po czterech tygodniach leczenia zapalenia płuc. Standardowa procedura i... doktor wyczuwa pod palcami coś, co jej się bardzo nie podoba. Przejeżdża palcem jeszcze raz. I jeszcze raz. Ojciec dziewczynki momentalnie to wyłapuje.

– Coś nie tak?

– Chyba węzeł nadobojczykowy. Trzeba zlecić badanie. Ale na razie spokojnie, proszę się nie denerwować – mówi.

– Ale jak to, się nie denerwować?! Przecież jutro mamy wychodzić do domu! Czy to znaczy, że nie wyjdziemy?

– Proszę pana, być może wykryłam coś, co w teorii może powodować nowotwór. Czy wyjście do domu jest teraz dla pana najważniejsze?

Cisza. Komputer, zlecenie, pieczątka. Telefon na radiologię i negocjacje.

Jeszcze nie zdążyła odłożyć słuchawki, a na ścianie nad drzwiami do jednej z sal mruga lampka oznaczająca wezwanie personelu na pomoc.

– Pani doktor, oskrzeliki!

Gazometria pogorszona, duszność. Leki nie pomagają. Telefon po anestezjologa. Być może za chwilę trzeba będzie zabrać dziecko na OIOM.

– A jaką ma gazometrię? – dopytuje anestezjolog. Gdy słyszy, że sytuacja nie jest jeszcze dramatyczna, nie kryje nerwów. – Ja mam teraz zabieg! Jeśli oddycha, to znaczy, że jest w porządku i nie potrzebuje konsultacji. Dajcie mu inhalację ze stężonej soli, a po mnie dzwońcie, jak przestanie oddychać! – Słuchawka rzucona na aparat. Sygnał, sygnał.

Kubicka stoi przy dzieciaku, inhaluje go, w tle pielęgniarka: że w sali obok oskrzeliki też się pogarszają, że trzeba pójść do ósemki do zapalenia błon śluzowych, tego chłopca karmionego sondą, żeby sprawdzić stan nawodnienia. Później rzucić okiem na salę, w której jest dziewczynka z odmą i podłączonym drenem. Stoi, słucha tego i patrzy na dziecko, którego stan wciąż się pogarsza. Nie działają kolejne porcje sterydów, sól fizjologiczna, zupełnie nic. To już moment, w którym walka zaczyna graniczyć z bezradnością. Matka i jej podkrążone oczy świdrują każdy ruch, niepokój niemal wylewa się z pomieszczenia. Wysiłek oddechowy olbrzymi, dziecko niemal się dusi. Znów telefon, znów wezwanie anestezjologa. Doktor Kubicka między jednym lekiem a drugim i kolejnymi inhalacjami zaczyna się mod-

lekiem a drugim i kolejnymi inhalacjami zaczyna się modlić. Zrobiła wszystko, ale jak wytłumaczyć to matce stojącej obok łóżeczka?

Anestezjolog zdążył. Dziecko już podłączone pod respirator na OIOM-ie.

Do końca dyżuru będą jeszcze dwa telefony z SOR-u, dwa nowe przyjęcia, nerwy pielęgniarek, że „one już nie dają rady", konieczność panowania nad niespokojnym tej nocy oddziałem.

Kubicka pierwszy raz od początku dyżuru siada w swoim fotelu o piątej rano, o 5.01 bierze pierwszy łyk wody. Później atak szczytowy na górę papierów. Karty pacjentów, karty przyjęć. Gdy o 7.15 widzi następczynię, spada jej kamień z serca.

– Dlatego właśnie nie godzę się od pewnego czasu na dyżury dwudziestoczterogodzinne. Nie wyobrażam sobie, żebym miała tu zostać choć minutę dłużej – mówi.

Przeboleć ten policzek

Drogi są trzy: rezydentura, czyli specjalizacja, za którą państwo płaci szpitalowi, a szpital młodemu lekarzowi. Dostajesz się tam na podstawie wyniku osiągniętego w LEK (lekarski egzamin końcowy). Druga ścieżka to etat. Lekarz po egzaminie musi sobie na własną rękę poszukać ośrodka, który będzie chciał go zatrudnić. Idąc tą drogą, można całkiem nieźle zarobić, bo w grę wchodzą mniejsze ośrodki zabijające się o lekarzy. Duże szpitale, gdzie możesz się jednak o wiele więcej nauczyć, na etat nie przyjmują. Trzecia opcja to wolontariat. To niezłe, słuchaj: zatrudniasz się w szpitalu, dostajesz plakietkę „wolontariusz", pracujesz normalnie jak rezydent, ale... nie masz za to ani grosza. Figa, nic. Absurd, ale młodzi lekarze widzą czasem jeden plus: gdy decydujesz się na specjalizację, na którą nie ma miejsca rezydenckiego, bo szpital nie ma na to pieniędzy, możesz wystąpić o możliwość dalszej nauki jako wolontariusz. Pracujesz za darmo, ale dzięki możliwości zdobywania doświadczenia na okulistyce, dermatologii czy endokrynologii jesteś w stanie przeboleć taki policzek. Tak, chodzi o to, że gdy już zdobędziesz po pięciu latach tytuł specjalisty, zarobisz spore pieniądze w prywatnej praktyce.

Katarzyna poszła na jedną ze specjalizacji deficytowych. Takich, gdzie brakuje lekarzy i ministerstwo płaci więcej. Na liście są między innymi hematologia, pediatria, patomorfologia, medycyna ratownicza, anestezjologia i intensywna terapia. Podpisała ze szpitalem umowę na pięć lat (specjalizacja z medycyny rodzinnej trwa cztery, większość pięć, chirurgia sześć). Teoretycznie to czas, w którym powinna się uczyć od specjalistów. Czasu na naukę nie ma. Nie ma go w pracy, nie ma w domu, w którym bywa rzadko.

– Specjaliści, którzy powinni być naszymi nauczycielami, nie mają czasu, bo zajmują się papierkami. Często są też mało zmotywowani, bo wielu z nich w szpitalu pracuje na pół etatu i zarabia mniej niż połowę pensji rezydenta, którego powinni uczyć – mówi.

W tym momencie jako rezydentka zarabia miesięcznie 4391 złotych brutto, czyli na rękę dostaje 3126 złotych i zero groszy. W tygodniu: pięć dni pracy po 7 godzin i 35 minut oraz jeden dyżur trwający 10 i pół godziny. Łącznie ponad 48 godzin. Porównanie: po dwóch latach pracy w sklepie Lidl można zarobić na kasie 3800 złotych brutto. W Warszawie kasjerka w Biedronce po trzech latach pracy zarabia 3550 złotych brutto. Kasjerka pracuje 40 godzin w tygodniu.

Podstawowa pensja rezydenta różni się w zależności od tego, czy zdecydował się na specjalizację deficytową oraz czy realizuje moduł podstawowy czy rozszerzony. Poza tym wysokość pensji różni się od tego, czy na specjalizację trafiłeś w pierwszej połowie 2017 roku czy później.

To co, powiercimy?

Możesz się na to obrażać, ale trudno dyskutować z faktami: jeśli ojciec prowadzi ogromną w skali kraju firmę, tobie zaliczanie kolejnych etapów w życiu przychodzi odrobinę łatwiej niż kumplom z osiedla. Krzysiek nigdy nie musiał jeździć do Holandii, żeby pokonywać na kolanach truskawkowe maratony. Miał więcej niż dwie koszule. Były: wycieczki szkolne, imprezy, drogie pasje. Nie było: dodatkowej roboty w lodziarni, handlu kosmetykami Avon.

Trudno dziś o nim mówić: modelowy rezydent, realizację marzeń odkładający o dekadę. Studia medyczne skończył jednak on, nie rodzice, w systemie tkwi więc tak samo jak wszyscy absolwenci. Gdy składał papiery i dostawał się na rezydenturę, w województwie były tylko dwa miejsca na jego wymarzoną ortopedię (specjalizacja spoza grupy deficytowych). Dla porównania, na choroby wewnętrzne było 40 miejsc, a na medycynę rodzinną – 50. Jego podstawowa miesięczna pensja rezydenta to 3570 złotych brutto, czyli 2554 złotych netto przy czterdziestoośmiogodzinnym tygodniu pracy. Wychodzi około 13 złotych netto za godzinę.

– Po dwóch latach specjalizacji dostanę trzy stówy podwyżki! – Sam śmieje się z tego, co właśnie powiedział. Mógłby przez lata funkcjonować jako syn ojca, przedsiębiorca junior wyglądający swojej koronacji. Wybrał jednak inną drogę. W miesiącu pracuje średnio 300–350 godzin, oprócz pracy na szpitalnej ortopedii przyjmuje w kilku innych miejscach. Z kumplami mówi na to: „doróbki" albo „kasa w markecie". Uwielbia siedzieć w robocie, składać połamanych ludzi, przynosić ulgę w cierpieniu. W maju 2016 roku przepracował 427 godzin. To jego rekord.

– Byłem wtedy zatrudniony w siedmiu miejscach. Potencjalnie trudne dyżury przeplatałem łatwymi. Z domu wychodziłem do roboty w poniedziałek o szóstej rano, wracałem w czwartek wieczorem. Był oddział ortopedyczny, szpitalny oddział ratunkowy, nocna pomoc lekarska, izba wytrzeźwień, przychodnia rodzinna. Pracowałem tak przez pół roku. Chciałem poznać jak najwięcej dziedzin, a przy okazji zarobić na wymarzony samochód. Wolałem, żeby ojciec mi się nie dokładał – mówi.

Teraz już trochę zwolnił. Wstaje o 5.50. Śniadanie, 6.40 wyjeżdża z domu. Do szpitala ma 40 kilometrów, dojeżdża swoim wymarzonym autem. 7.30 – odprawa na oddziale. Po odprawie – wizyta lekarska. W poniedziałki i czwartki jest to wizyta z szefem, wtedy wypada powiedzieć coś więcej o pacjentach. Jeśli w weekend nie miałeś dyżuru, warto być jeszcze wcześniej, żeby zapoznać się z papierami.

– Jakie wyniki?

– Jakie złamanie?

– Jaka klasyfikacja?

Takie pytania zadaje szef. Jak nie znasz odpowiedzi, możesz być pewny, że to zapamięta. Szpital jest mały, Krzysiek ma pod sobą sześciu pacjentów. Na odprawie zawsze opracowywany jest plan operacyjny. Szef przegląda dokumenty i decyduje: ty robisz ten zabieg, ty następny. A ty na obchodzie nie znałeś odpowiedzi na moje pytania, więc lądujesz w papierach. Koledzy śmieją się pod nosem, a ty przeżywasz ludzki dramat, bo nie ma nic gorszego niż papiery. Mimo rozpisanych schematów ich wypełniania zawsze masz poczucie, że praca przy tym jest bestialskim mordem na twoim cennym (czy rzeczywiście?) czasie.

Jeśli szef rozpisał cię na blok, jest pięknie. Idziesz na zabiegi. Na początku rezydenci tylko asystują, z czasem przejmują coraz więcej. Krzysiek po półtora roku specjalizacji wykonuje dziennie od jednego do trzech zabiegów jako operator: wsadza gwoździe w złamane uda, piszczele, ramiona. Operuje złamane kostki goleni, łokcie. Montuje kości promieniowe na płyty ze śrubami. Do tego jeszcze dziesiątki ostrzyknięć i punkcji stawów, mniejszych zabiegów, asystuje do pozostałych operacji na bloku. Mowa oczywiście o zabiegach planowych, wykonywanych od 8 do 15.

– Zdarza ci się robić operacje bez nadzoru specjalisty?

– Rzadko, ale się zdarza.

Listopad, zimno jak w psiarni, deszcz zacina prosto w twarz. Późny wieczór, Krzysiek ma dyżur na oddziale. Telefon z ratunkowego.

– Mamy tu otwarte złamanie goleni.

Gna na SOR, konsultacja. Chłop spadł z rusztowania, zahaczył jeszcze o metalowy słupek. Leży na noszach, kość sterczy przez przebite spodnie, wszędzie krew.

– No kurwa, nieźle, trzeba dzwonić po szefa.

– Będę za godzinę, przygotuj wszystko – słyszy w słuchawce.

Krzysiek przez godzinę siedzi w kącie i trzęsąc się ze strachu, przegląda publikacje na temat składania tego typu złamań. Przez następne godziny wkręca z szefem druty i śruby w nogę. Podczas mycia i zakładania szwów profesor jeszcze go odpytuje. Brawo, młody aż pluje wiedzą. Mijają dwa tygodnie, do szpitala przywożą Ukraińca, złamana goleń. Znów telefon po wsparcie.

– Szefie, goleń.

– Wiesz, co robić.

Gdy pacjent szykowany jest do zabiegu, Krzysiek siedzi u siebie w gabinecie i na swojej nodze rozrysowuje plan wiercenia dziur. To co, powiercimy?

Dlaczego specjaliści siedzieli cicho?

Krzysztof ma i tak sporo szczęścia, bo specjalizację robi w miejscu, w którym ktoś stara się go czegoś nauczyć. Aleksandra tego szczęścia nie ma.

Przebyła bardzo długą drogę, aby trafić do tej przychodni w małej miejscowości niedaleko Szczecina. Medycynę studiowała odpłatnie (w zależności od uczelni to od 18 do 24 tysięcy złotych za rok studiów). Gdyby nie babcia i jej wsparcie finansowe, nie mogłaby sobie na to pozwolić. Dostała się na specjalizację z medycyny rodzinnej.

– Myślałam, że jeśli znajdę zatrudnienie w niedużym ośrodku zdrowia, sporo nauczę się pod okiem specjalisty mającego pod sobą tylko dwie rezydentki. Nawet pan sobie nie zdaje sprawy, jak mocno się myliłam – mówi.

Przyjmuje tu, przynajmniej teoretycznie, trzech lekarzy: dwie rezydentki i jedna specjalistka, właścicielka ośrodka. W praktyce wszystkich pacjentów obsługują dwie dziewczyny robiące specjalizację. Od rana do późnego popołudnia – katar, kaszel, grypa, angina. Pacjent, badanie, recepta. Pacjent, badanie, skierowanie. Pacjent, badanie, nawet nie recepta. Czasem poważniejsza interwencja, wezwanie karetki do starszej pani z podejrzeniem stanu przedzawałowego. Pani doktor, kierowniczka i właścicielka, pojawia się tu przeważnie na niedługą chwilę. Sama, jeśli ma chęć, obsłuży kilku pacjentów. Później kawa, dwa żarty i tyle ją widzieli. A rezydentki – pacjent, badanie, recepta. Kłótnia z pacjentką, która przyszła po tygodniu i twierdzi, że leki nie pomagają, a okazuje się, że ich w ogóle nie brała. Dwudziestominutowe tłumaczenie starszemu panu, że odstawienie statyn obniżających cholesterol to prosta droga do zawału lub udaru. Irytacja na pacjenta, który zajął miejsce w kolejce, bo od wczoraj trochę boli go gardło. Powszechny, zdrowotny analfabetyzm i atmosfera jak przy pakowaniu batonów w kartony na taśmie w podlondyńskiej fabryce. Pacjent, badanie, recepta.

– Zastanawiał się pan kiedyś, dlaczego protest rezydentów wspierało tak mało doświadczonych lekarzy specjalistów? To jest w dużej części właśnie odpowiedź: bo im taki system pasuje. Przecież moja szefowa tak zorganizowała pracę, że ośrodek prowadzą jej dwie młode dziewczyny! I nie miałabym absolutnie nic do tego, gdyby nie fakt, że nikt mnie tu niczego nie uczy. Umiem tylko tyle, ile nauczę się sama. A myślę, że pacjent nie chciałby być królikiem doświadczalnym. Jestem tu tylko po to, żeby ośrodek funkcjonował, a pani doktor zarabiała na kontrakcie z NFZ. I po to, żebym wykonywała robotę, której nie chce się robić specjalistce. Oprócz prowadzenia swojej dokumentacji wypisuję też skierowania do sanatoriów pacjentom szefowej, jeżdżę na wizyty domowe, bo szefowej nie chce się tego robić. A czy kogoś interesuje, że sama przyjmuję pacjentów cały dzień, bez przerwy, co 15 minut? I że sama mam do wypełnienia ogromny stos papierów? Mój przypadek nie jest niestety odosobniony. Takich miejsc jest w Polsce na pęczki – mówi doktor Aleksandra.

Dużo czy mało?

– Najwięcej zdarzyło mi się pracować 320 godzin w miesiącu. Teraz staram się nie przekraczać 260. Po 24 godzinach bywam tak zmęczona, że czuję, jak zmienia mi się sposób myślenia. Wolę tego unikać. A, i ważna rzecz: to nie jest tak, że dyżurujemy tyle z chciwości. Po prostu brakuje lekarzy – mówi Katarzyna. – Słyszałeś na pewno w telewizji: doktor zmarł z przemęczenia podczas dyżuru w szpitalu. Albo: lekarka dostała zawału, pracowała siedemdziesiąt godzin non stop. Niektórzy słuchają tego i myślą: zwykłe pieprzenie.

Trudny, lipcowy tydzień. Za oknami parno, a w dyżurowym szpitalnym grafiku urlopowo i dziurawo. Trzeba pomóc w łataniu wakacyjnych wyrw. Do pracy Katarzyna przychodzi w poniedziałek o 7 rano, wychodzi we wtorek o 15.30, by przespać się we własnym łóżku. Wraca do roboty w środę o 7 i pracuje do 15.30 w czwartek. Późnym popołudniem siada w domu do komputera, żeby dokończyć zamówiony artykuł. Co jest? Nie może swobodnie ruszać ręką. Po niedługim czasie przestaje współpracować też noga, później mięśnie twarzy. To chyba ze zmęczenia – myśli, wyłącza komputer i kładzie się spać. Gdy kolejnego dnia rano w szpitalu próbuje coś zjeść i gryzie się w policzek, bo nie panuje nad ruchami, wie, że nie ma już żartów.

– Pomóżcie, znajdźcie mi miejsce na neurologii. Jest źle – mówi do koleżanek.

Kilkadziesiąt minut później leży już na oddziale, czeka na tomografię komputerową. Koledzy po fachu diagnozują udar przejściowy, TIA. Zakrzep, który zamknął tętniczkę w mózgu. Jedna z przyczyn – odwodnienie spowodowane przepracowaniem.

Pracując 260 godzin w miesiącu, Katarzyna ze wszystkich źródeł (szpital, dodatkowe dyżury, nocna pomoc lekarska, dyżury w prywatnym szpitalu, artykuły, zajęcia ze studentami) zarabia 7 tysięcy złotych. To dużo czy mało?

Przykro mi, numerków już nie ma

Być może już nie pamiętasz, w takim razie dla przypomnienia. Na przełomie 2017 i 2018 roku głośno było o proteście rezydentów. O ich pracy za absurdalnie niskie stawki, konieczności śrubowania godzinowych rekordów w szpitalach, przychodniach, ośrodkach zdrowia Telewizja Polska krzyczała: Rezydenci żądają milionów! Czy w ogóle ktokolwiek pamięta jeszcze, że głównym postulatem młodych lekarzy było zwiększenie nakładów na służbę zdrowia?

– To bezpośrednio wpłynęłoby na moją pracę – mówi Krzysiek i błyskawicznie rzuca przykładem: – Podczas operacji ciężkiego złamania kości trzeba użyć doszpikowych gwoździ. Pakujesz je pacjentowi w nogę i sprawdzasz, czy zrobiłeś to precyzyjnie. Niezbędna jest skopia – urządzenie robiące prześwietlenia, wykonujące dokładne zdjęcia i zapisujące je w komputerze. Nasza była popsuta, nie podnosiła się. Robiłem zabieg i prosiłem anestezjologa, by tak zmieniał ustawienie stołu z pacjentem, żebym mógł robić zdjęcia. „Panie doktorze, jeszcze trochę w lewo! Do góry odrobinkę! I w prawo! Jeszcze, jeszcze, jeszcze, stop! Świetnie!" – tak to wyglądało. A to nie koniec. Robisz zdjęcie, ale nie jesteś w stanie zrzucić go na komputer. Gdyby pacjent oskarżył cię o spieprzenie operacji, zawsze masz na swoją obronę zdjęcia. Ale jeśli nie zapisuje się na komputerze? Przy najcięższych zabiegach – dla naszego bezpieczeństwa – pielęgniarka szła więc do szatni po komórkę, robiła telefonem zdjęcie prześwietlenia wyświetlające się na urządzeniu, a później zapisywaliśmy obraz w dokumentacji. Taki stan trwał trzy miesiące.

Bezsilność jest chyba najgorsza. Wiesz, że teoria rozkłada przed tobą wachlarz możliwości, ale rzeczywistość regularnie sprowadza cię do parteru. Oddział, nocny dyżur, sobota. Zlecasz podanie dziecku antybiotyku. Po chwili dzwoni do ciebie pielęgniarka i mówi: „Nie ma".

To popularny lek, podstawa piramidy, ale się skończył. Na oddział wydano 20 ampułek, przyjęto pięciu pacjentów, wszystko rozeszło się w jedno popołudnie. Apteka szpitalna wydaje leki tylko w dni robocze, teraz nie ma skąd go wziąć. Przez to, że szpital liczy każdy grosz, pielęgniarka zamawiająca leki nie chce ich brać na zapas. Jeśli się ich nie zużyje w odpowiednim terminie, nie można zwrócić do apteki. Trzeba zutylizować.

Nagminny jest brak kropli na zapalenie spojówek. Są dość drogie, więc pielęgniarka ich nie zamawia.

Katarzyna: – Pacjentowi ropiały oczy, trzeba było jak najszybciej podać krople. Nie było ich jednak w całym szpitalu. Co równie absurdalne, nie mogę wypisać recepty na pacjenta, który leży u mnie na oddziale. Co robię? Wypisuję receptę na siebie, daję komuś z rodziny, żeby poszedł do apteki i wykupił krople do oczu za swoje pieniądze. To powszechne zjawisko. Więcej? Jesteśmy oddziałem przyjmującym pacjentów, których jedną z dolegliwości jest często ból gardła. A my na stanie nie mamy nic na gardło! Żadnych leków! Nie ma ich też w szpitalnej aptece. Nie można ich zamówić na oddział. Gdy ktoś cierpi, rodzina leci do apteki w okolicy szpitala, żeby kupić jakiś popularny specyfik.

System irytuje. Gdy na oddział trafia dwumiesięczne dziecko potrzebujące konsultacji kardiologicznej i wykonania echa serca, lekarze z automatu zalecają prywatną wizytę. Czas oczekiwania w kolejce na badanie w ramach NFZ to jakieś trzy miesiące. Bo nie ma terminów, bo skończyły się kontrakty. Dla takiego dziecka to czas decydujący o życiu i śmierci.

– To nienormalne, że muszę sugerować rodzicom, żeby zapisali się prywatnie na badanie. A jeśli już coś takiego sugeruję, to rodzice uważają, że to ja powinnam ich na to umówić.

Niewydolność systemu widzi na każdym kroku. Ot, choćby w nocnej przychodni. 90 procent wizyt, które mają tam miejsce, powinno być załatwione u lekarza rodzinnego. Doktor się na to denerwuje, ale co ma odpowiedzieć rodzicowi, który od pięciu dni stara się zapisać dziecko z kurzajką do lekarza rodzinnego, o siódmej rano dzwoni do przychodni, po trzech minutach ktoś wreszcie podnosi słuchawkę i mówi, że skończyły się numerki?

– Gdybym przed studiami zdawała sobie sprawę, jak system wygląda od środka, i tak poszłabym na medycynę. Wcześniej zaczęłabym się jednak uczyć szwedzkiego i pojechałabym tam robić specjalizację. Często spotykam się ze stwierdzeniem: jeśli lekarz studiował za moje podatki, musi to teraz odrobić i przynajmniej dziesięć lat powinien pracować w Polsce. A mechanik, który uczył się w Polsce za twoje i moje podatki, też powinien to odpracowywać w Polsce? Albo dziennikarz? Prawnik? Informatyk? Kto się dostaje na studia dzienne, studiuje za darmo, ale przecież nikt nie płaci mu za pomoce naukowe, ubranie, fartuch, buty, stetoskop, otoskop. I ewentualne poprawki, które się zdarzają. Przecież poprawka potrafi kosztować na medycynie 8 tysięcy złotych. Ale ja kiedyś wyjadę za granicę. Jak sobie coś w życiu postanowię, robię to.

Słoneczka w zeszytach

– Ojciec wie, kim jesteś?

– Wie. Podczas jednej z rozpraw adwokat mamy mu powiedział. I przypomniał, że jego dzieci osiągnęły to, mimo że musiały się przez niego wyprowadzić z domu, a ich całym dobytkiem był przez moment opel astra. Samochód, który on zatarł, dosypując czegoś do baku.

– Jakaś reakcja?

– Zaśmiał się. Wyśmiewał moje słoneczka w szkolnych zeszytach, dlaczego miałby nie wyśmiać tego, że zostałam doktorem?

Nazywam się Katarzyna Kubicka. Jestem lekarzem rezydentem, leczę być może i twoje dzieci.

A, i jeszcze jedno. Nie gryzę korzonków, tato.

Imiona i nazwiska oraz niektóre miejsca zostały zmienione.

Gra na kilku fortepianach

– Zdarza się, że z bloku zbiega do mnie chirurg i mówi: „To ty trzymasz tutaj zwłoki, a nie chcesz wziąć mojego pacjenta?!". Odpowiadam wtedy: „Te »zwłoki« mają w sobie serce, dwie nerki, wątrobę, płuca i trzustkę. Będzie pobranie, a ciebie proszę o szacunek".

Tylko na nowe serce każdego dnia czeka w Polsce około 400 osób. W ostatnich latach wykonywanych było 100 takich przeszczepów rocznie. Co z resztą pacjentów? Umierają, czekając. Albo czekając, umierają ze strachu przed uciekającym czasem.

Cytryny na kilogramy

Najpierw jest szok. Później skok w dziurawy ponton i spływ wartkim potokiem złych emocji. Pojawia się płacz, jest krzyk, słychać pytania i nie ma odpowiedzi. W końcu zaprzyjaźniasz się z myślą: niedługo umrzesz. Proces godzenia się z własną śmiercią łatwy nie jest, ale mija trochę czasu i gdy innych rozsadza rozpacz, tobie jest już wszystko jedno. Czekasz, i w sumie tyle.

Weronika ma 35 lat i już się oswoiła. Leży na szpitalnym łóżku. Werwa dawno zgniła tu między kołdrą a poduszką. Kobieta od dwóch miesięcy nie wyściubiła nosa z oddziału. Małe szczęście: położyli ją tuż przy oknie. To letni miesiąc, więc przez uchylone okno sączy się śpiew ptaków, a słoneczne promienie przyjemnie łaskoczą twarz. O swoim ostatnim życzeniu mówi rodzicom niemal szeptem.

– Mamuś, tatko... Pozwólcie mi przed śmiercią jeszcze raz zobaczyć Bałtyk.

– Jezu, dziecko, co ty opowiadasz! Nie mów tak! Opanuj się! Jaką śmiercią?! No i jaki Bałtyk?! Córciu, przecież nie masz siły, musisz się oszczędzać... – to mama.

– Niunia, jeśli chcesz, to jedźmy – to tata. Sprzeciwiać się nie chce.

W Międzywodziu wszyscy przeżywają koszmar. Córka każdego ranka schodzi na śniadanie, przyjmuje w siebie dwa marne, suche kęsy i odpływa. Nie ma siły na nic więcej. W ciągu dnia je tylko rosół i pomidory malinowe. Organizm woła o witaminę C, Weronika pochłania więc ogórki kiszone, a cytryny je jak jabłka. Na plażę ledwo człapie, później leży blada pod parasolem, śpi. Po powrocie do pensjonatu rzuca się na łóżko i znów odpływa. Matka nie jest w stanie zmrużyć oka. Kontroluje, czy jej dziecko jeszcze dycha, czy jeszcze żyje. Płytki wdech. Wydech. Cisza. Płytki wdech. Wydech. Cisza. Płytki wdech.

Jeszcze żyje.

Z dnia na dzień jest coraz gorzej. Ból staje się nie do wytrzymania. W końcu decyzja rodziców: – Wracamy do Jeleniej Góry! Jedziemy prosto do szpitala!

Już na oddziale Weronika ma omamy, nie rozpoznaje najbliższych. Tatę myli z bratem, brata z lekarzem. Słyszy głosy, majaczy. Lekarze wiedzą, że w tym małym szpitalu nie są w stanie jej pomóc. Że trzeba ją jak najszybciej przewieźć do Wrocławia. Stają na głowie, żeby znaleźć miejsce, błagają ordynatora specjalistycznej placówki o pomoc. Odmowa. Nie, bo nie. W końcu wiozą ją tam na własną odpowiedzialność. W izbie przyjęć gigantyczna awantura. By lekarz się ugiął i przyjął dziewczynę. Groźby tną powietrze, a krzyki fruwają aż pod sufit. Matka wykonuje telefon do koordynatora transplantacyjnego.

– Proszę pani, z Weroniką jest fatalnie. Ona potrzebuje tej wątroby na już! Niech pani nam pomoże!

Śmierć mózgu

Wracali z meczu. Szli już w stronę dworca, gdy drogę zaszło im kilku miejscowych. Uzbrojonych w kije baseballowe, kastety i najgorsze zamiary. Większości udało się uciec przed ciosami, ale Krzysiek tyle szczęścia nie miał. Ułamek sekundy, dwudziestolatkowi mignęła przed oczami drewniana pałka, zadzwoniło w uszach.

Karetkę wezwali koledzy. Wrócili, bo za ich plecami nagle i nienaturalnie ucichła burza dzikich krzyków. Dziwna sprawa, musiało się chyba stać coś naprawdę strasznego. Napastnicy połapali się, co narobili i uciekli w popłochu. Krzyśka, bez oznak życia, zostawili na chodniku w kałuży gęstej krwi. Była reanimacja, był błyskawiczny przejazd na

SOR, neurologiczne konsultacje i transport w asyście respiratora na oddział intensywnej terapii. Była też straszna diagnoza: uraz twarzoczaszki i obfite krwawienie w mózgu. Było bardzo źle.

Procedura nie jest skomplikowana. Wstępnie bada się pacjenta neurologicznie. Sprawdza reakcję źrenic na światło, odruch rogówkowy. Weryfikuje, czy ma własny oddech. Ważne są najmniejsze detale. To, w jaki sposób doszło do uszkodzenia, czy uraz jest pierwotny, czy wtórny, w której części mózgu wystąpił problem, czy nie ma metabolicznych zaburzeń i to, czy pacjent nie jest wychłodzony. Wstępne badanie kończy się wysunięciem podejrzenia śmierci mózgu. Wpis w dokumentacji, później oczekiwanie i obserwacja.

W zależności od rodzaju i miejsca uszkodzenia mózgu pacjenta obserwuje się konkretną liczbę godzin. Po tym czasie, jeśli chory nie wykazuje jakichkolwiek cech życia mózgu (np. samodzielne oddychanie czy otwieranie oczu), przystępuje się do pierwszej serii prób. Trwa to około 20 minut.

Najpierw odruchy z nerwów czaszkowych: świeci się pacjentowi latarką w oczy, trzy razy co 30 sekund. W ten sposób sprawdza się reakcję źrenic na światło. Później – odruch rogówkowy. Potem próba kaloryczna – wlanie zimnej wody do ucha. W taki sposób weryfikuje się występowanie oczopląsu. W martwej głowie oczopląsu nie ma. Później – sprawdzenie odruchu lalki (gałki oczne poruszające się w odwrotnym kierunku niż ruch głowy, przy stałym ustawieniu gałek). Jeśli odruchu nie ma – uszkodzony jest pień mózgu. Następnie – reakcja na ból. Na koniec – próba bezdechu. Natlenia się pacjenta stuprocentowym tlenem i odłącza od respiratora na 10 minut. Biernie podaje mu się tylko tlen przez cewniczek w rurce intubacyjnej, 6 litrów na minutę. Na początku i końcu próby robi się badanie gazometryczne. Następuje weryfikacja poziomu dwutlenku węgla. Wyjściowo wynosi około 40 mm Hg. Jeśli po próbie badania wykazują plus 20 do początkowej wartości, ale co najmniej 60, próba jest dodatnia. Czyli że jest bardzo źle.

Na tym kończy się pierwsza seria badań. Jeśli nie ma przeciwwskazań medycznych, o takim przypadku informuje się wstępnie regionalnych koordynatorów transplantacyjnych.

Pomiędzy pierwszą i drugą próbą – przy pierwotnych uszkodzeniach – następuje minimum sześć godzin przerwy. Są jednak takie przypadki, przy których trzeba czekać nawet 72 godziny. Czasem, gdy pacjent jest niestabilny, robi się szybciej badanie instrumentalne – najczęściej dopplera przezczaszkowego. To takie USG. Sprawdza się w ten sposób przepływ krwi w naczyniach mózgu. Jeśli jest przepływ – człowiek żyje. Jeśli krew stoi w naczyniach albo tylko się waha – nie żyje.

Po kilku, kilkunastu lub kilkudziesięciu godzinach następuje druga seria prób. Bez zmian, wciąż wyniki dodatnie, więc zbiera się komisja złożona z trzech osób: specjalisty anestezjologii i intensywnej terapii, neurologa bądź neurochirurga oraz trzeciego dowolnego specjalisty. Komisja analizuje dokumentację, potem każdy z członków podchodzi jeszcze do pacjenta i dodatkowo, po swojemu, wykonuje własne testy. Nic dziwnego. To, co za moment się wydarzy, będzie przecież miało ogromną wagę. Na protokole pojawiają się trzy podpisy i godzina. Stwierdzono śmierć mózgu. Od tego momentu pacjent nie żyje.

Jeżeli rozważane jest pobranie narządów i tkanek do przeszczepienia, następuje najtrudniejszy moment: rozmowa z rodziną.

Komunikat: – Państwa syn nie żyje.

Zapada długa, bolesna cisza.

Cyganka spod dworca

Osiem miesięcy na karku i takie obciążenie w życiorysie – do Weroniki przypałętał się nowotwór węzłów chłonnych. Jej życie pierwszy raz zawisło na włosku, ale lekarze przeprowadzili kilka transfuzji i udało się je uratować. To były lata 80. ze szpitalami łapanymi na taśmę i drucik, najprawdopodobniej wtedy dziewczyna została zarażona wirusem zapalenia wątroby typu C. Cholerstwo w utajeniu, bez niepokojących objawów (jeśli pojawiał się ból, lekarze szukali przyczyn w problemach z przeszłości), rozwijało się przez wiele lat. W listopadzie 2009 roku kobieta pojechała do szpitala leczyć nogę. Usłyszała kolejną w swoim życiu fatalną wiadomość:

– Ma pani koszmarne wyniki wątrobowe. Musimy je natychmiast rozszerzyć i skonsultować u specjalisty – powiedział lekarz. Wsadził ją w prywatne auto i przewiózł do innego szpitala. Diagnoza była jak cios obuchem: marskość wątroby i niezbędny przeszczep.

Weronika wróciła do domu. Siadła otumaniona przed komputerem i poprosiła o konsultację wujka Google. A tam, wiadomo, wiejskie legendy i bajdurzenie internetowych teoretyków: ludzie po przeszczepie mają tak osłabioną odporność, że muszą mieszkać w namiotach tlenowych jak Michael Jackson! Muszą siedzieć odizolowani od ludzi! Po prostu kończy im się życie! Czytała, wierzyła i łzy ciekły jej po policzku. Załamała się do tego stopnia, że przez wiele lat nie chciała być wciągnięta na listę oczekujących na przeszczep. Wystarczyło, że chodziła do doświadczonej lekarki na kontrole, a ona sączyła w jej ucho dobre informacje. Że przeszczep nie będzie potrzebny, że uda się bez tak drastycznych kroków. Czerwona lampka nie zapaliła się nawet w momencie, gdy stara pani doktor myliła ją z innymi pacjentami i gubiła się między początkiem a końcem wypowiadanego zdania. I gdy przy każdej kolejnej hospitalizacji inni lekarze wysyłali do Weroniki psychologa próbującego wbić jej do głowy: „Kobieto, przeszczep to konieczność! Czy ty chcesz swoim zacietrzewieniem walnąć samobója?!".

W 2014 roku u Wery pierwszy raz pojawia się wodobrzusze. Do tego szaleństwo hormonów: w szalonym tempie traci na wadze, by następnie jeszcze szybciej tyć. Wątroba to oczyszczalnia organizmu. Gdy nie pracuje prawidłowo, człowiek podupada. Weronika zaczęła tracić wzrok i słuch. Włosy łamały się jej jak chrust pod stopami, paznokcie miały trwałość opłatka. Cera przybrała taki kolor, że dziewczyna mogłaby iść w okolice dworca PKS i bez wyrzutów sumienia wróżyć przechodniom. W 2015 roku godzi się w końcu na wpisanie na listę oczekujących na wątrobę. W czerwcu jedzie na konsultację do Warszawy. Plan jest taki: trzymaj się dzielnie, kobieto, dbaj o siebie, a w okolicy grudnia miej pod ręką spakowaną walizkę, bo ściągniemy cię do Warszawy i wszczepimy ci nową wątrobę. Historia napisze jednak zupełnie inny scenariusz. Już we wrześniu pojedzie nad Bałtyk. Według niej – ostatni raz.

Naucz się milczeć

Oddział Intensywnej Terapii to dla laika miejsce przerażające. Równo ustawione łóżka, wokół nich niezliczone rury, kable, ekrany. Pracujące respiratory, migające kardiomonitory, nieruchomi, nieprzytomni pacjenci tkwiący na tym świecie tylko dzięki lekom, urządzeniom tworzącym stanowiska niczym platforma startowa dla kosmicznych rakiet na przylądku Canaveral oraz krzątającemu się wokół nich personelowi. No i ten charakterystyczny zapach. Jeśli potrafisz sobie wyobrazić szpitalną woń, przemnóż to razy cztery. Dopiero teraz jesteś na OIT-cie. W tym królestwie panuje doktor Monika, specjalista anestezjologii i intensywnej terapii oraz szpitalny koordynator transplantacyjny.

– Pacjentów przede wszystkim leczymy. Robimy wszystko, żeby wyzdrowieli i szczęśliwie wrócili do domu. Ale na OIT-cie śmierć jest wciąż obecna, choć to specyficzne miejsce – mówi doktor Monika i wyjaśnia: – Strata bliskiej osoby to dla rodziny coś strasznego, w przypadku śmierci mózgu można jednak mówić, że odejście może mieć jakiś sens. Jest nim dawstwo, ale trzeba zrozumieć, że stwierdzanie śmierci mózgu to temat oddzielny od dawstwa.

Stwierdzanie śmierci mózgu jest normalną czynnością lekarską, obowiązkiem. Specjaliści robią to czasem po kilka razy w miesiącu. Nie po to jednak, by pobierać narządy. To tylko daje im możliwość wykonania kolejnego kroku – zweryfikowania, czy pacjent może zostać dawcą.

– Tylko i aż – mówi doktor Monika.

W jej szpitalu opracowanie systemu transplantacyjnego trwało wiele lat. Kwestią kluczową jest wyszukanie dawcy. Bez współpracy lekarzy, pielęgniarek i całego personelu na wszystkich oddziałach jest to po prostu niemożliwe.

– Jeśli na jakimś oddziale pojawia się ktoś z uszkodzonym ośrodkowym układem nerwowym, otrzymujemy taką informację na OIT. Sami z siebie też rozmawiamy z neurologami. Pytamy, „czy czasem kogoś nie mają". Zdarzają się odpowiedzi: „Mam młodego pacjenta z krwotokiem mózgowym. Boję się, że będzie szedł w złą stronę, że zbrzęknie i się wklinuje". Wszyscy jesteśmy wtedy czujni. Oprócz zaintubowania stawiamy obok jego łóżka respirator transportowy, by szybko można go było podłączyć i przewieźć na OIT – opowiada.

Wysunięcie podejrzenia o śmierci mózgu, dwie serie prób klinicznych, ewentualnie dodatkowo badanie instrumentalne, komisja, data, podpisy. Potwierdzenie. Teraz rozmowa z rodziną.

– Państwa syn nie żyje. – Koniec komunikatu.

Zapada cisza.

Właśnie tak powinien wyglądać ten dramatyczny moment. Kolejne słowa musi wypowiedzieć rodzina. Milczenia trzeba się nauczyć.

Doktor Monika: – Rozmowa z rodziną ma dwa cele. Pierwszy, zasadniczy: poinformowanie o śmierci. Bliscy wszystko wiedzą o stanie pacjenta, informujemy ich na bieżąco o kolejnych etapach, podejrzeniu śmierci, próbach. Jeśli towarzyszą nam w tym przez cały czas, ostateczna informacja nie jest totalnym szokiem. Ale mimo wszystko nie potrafią się przygotować na śmierć. Wierzą do końca. Dlatego musimy im to powiedzieć wprost: umarł.

Reakcje bywają różne. Jedni tkwią w ciszy przez długie minuty. Inni krzyczą, kopią w ścianę, wybiegają, nie są w stanie się uspokoić, czasem nawet oskarżają lekarzy o błędy. Inni mają sporo pytań: „Kiedy zatrzyma się serce?", „Kiedy on tak naprawdę umarł?".

Rodzinie trzeba dać czas na zrozumienie informacji o śmierci, na zaakceptowanie tego, co się stało. Jeśli jest jakakolwiek wątpliwość, nie można przejść do drugiego etapu rozmowy. W drugim etapie, jeśli nie ma przeciwwskazań medycznych bądź prawnych (czasem na pobranie nie zgadza się prokurator, gdy śmierć następuje w wyniku przestępstwa – przyp. autora), informujemy o możliwości pobrania narządów.

Nigdy nie zadajemy pytań. Informujemy. Jeśli pytamy, to nie o wolę rodziny, a o wolę zmarłego. Gdy nie ma wpisu w Centralnym Rejestrze Sprzeciwów, zadajemy pytanie: „Co państwu wiadomo o jego woli w sprawie ewentualnego pobrania narządów?". Czasem mówią, że tata albo syn nie chciał być dawcą, a my czujemy podskórnie, że to nieprawda. Zdarzają się przedziwne sytuacje. Raz rodzina powiedziała mi, że ich bliski nie chciał być dawcą. Pacjent leżał u nas długo, poznaliśmy go, był otwarty na świat, więc ta informacja zdziwiła mnie, ale przyjęłam ją do wiadomości. Zdążyłam wypełnić papiery z odmową. Wróciłam do rodziny, by powiedzieć, jak mają odebrać zwłoki. A oni: „Ale wie pani co, on chyba żartował". Na szczęście nie odłączyłam jeszcze zmarłego od respiratora. Wszystko odkręcałam. Rodziny są różne. Czasem agresywne, czasem nieufne, drążące, oskarżające. Rozmawiamy z nimi od samego początku, odkąd pacjent pojawia się w szpitalu. Najpierw rozmawiają z nią neurolodzy, później my. Ostatnia rozmowa jest wynikiem tego, co działo się wcześniej. Jeśli mówi się tym ludziom prawdę na każdym etapie i dokładnie informuje o podejmowanych krokach, przy czym nagle nie zmniejsza się dystansu, ostatniej rozmowy nie trzeba się obawiać. Kluczem jest traktowanie rodzin tak samo od początku do końca.

– Jak to znosicie? Da się do tego przyzwyczaić?

– Czasem jest się krok od płaczu. Zdarzają się historie porażające. Takie, w których cały oddział zalewa się łzami. Najczęściej, gdy umiera ktoś młody. Nie chcę, żeby zabrzmiało to nietaktownie, ale mimo wszystko staramy się podchodzić do tego na chłodno. Gdyby było inaczej, błyskawicznie stalibyśmy się mentalnymi wrakami. Ale przyznaję, pierwsze stwierdzenie śmierci mózgu jest przeżyciem niebywałym. Nieruchome gałki oczne, odłączenie człowieka od respiratora i patrzenie na to, jak przez 10 minut nie oddycha... Rozpaczliwie wygląda się tego oddechu. Za każdym razem to mocne doświadczenie. Do wykonywania takich prób podchodzi się zawsze z dużym napięciem, skupieniem, szacunkiem. Na pstryknięcie palcami to nie działa.

Informacja o śmierci i pojawieniu się dawcy błyskawicznie wędruje po wszystkich sznurkach systemu. Pobranie wyznaczono na jutrzejszy wieczór. Do szpitala zjedzie i zleci siedem zespołów z całej Polski.

Między żarciem a Coelho

To był chyba piątek. Na pewno wieczór i już po awanturze w izbie przyjęć. Lekarze na oddziale zobaczyli Weronikę, zerknęli w jej wyniki i się przeżegnali. Rodzicom kazali spędzić całą noc przy jej łóżku. Zagadywać, by córka ani na sekundę się nie zdrzemnęła. Bo gdyby się zdrzemnęła, już nigdy by się nie obudziła.

To była chyba sobota. Na pewno rano, już po przewiezieniu do innego szpitala. Podłączyli Werę pod „Prometeusza", maszynę używaną przy ostrej niewydolności wątroby i w czasie oczekiwania na narząd. Minęło kilka chwil i ktoś mniej doświadczony mógł odnieść wrażenie, że stał się cud. Dziewczyna nagle ożyła, jak za dotknięciem czarodziejskiej różdżki. Odzyskała świadomość, zaczęła rozmawiać. Przypomniała sobie nawet, że jeszcze w Jeleniej Górze odwiedziła ją przyjaciółka. Weszła do niej do sali, zobaczyła, w jakim jest stanie i płakała jak bóbr. Przyjaciółkę pod rękę chwyciła matka Wery i wyprowadziła na zewnątrz. Teraz, aby kumpelę pocieszyć, podpięta pod „Prometeusza", zrobiła sobie selfie i wysłała Facebookiem. Wysłała i znów jej się pogorszyło. Straciła przytomność.

Zdjęcie, zamiast w prywatnej skrzynce odbiorczej, wylądowało na otwartym profilu. Scrollowałeś i nagle między fotkami żarcia, urlopowymi przechwałkami, biegowymi mapkami Endomondo, dziubkami z siłowni i złotymi myślami Coelho trafiałeś na tablicy na nią: Weronikę podpiętą pod całą tę budzącą strach aparaturę. Z rurami w szyi, wkłuciami. Wśród znajomych poruszenie, a w najbliższej rodzinie zagwozdka: jak to usunąć, skoro młoda znów straciła przytomność? Bratu udała się ta sztuka po dobrej godzinie.

Wtedy też zadzwoniła pani Edyta, transplantacyjna koordynatorka.

– Jest wątroba! Załatwiłam też transport helikopterem z Wrocławia do Warszawy! Byle tylko Weronika przeżyła lot i wszystko będzie dobrze!

Gdy pakowali Weronikę do śmigłowca, tkwiła gdzieś między świadomością i nicością. Jedyne, co pamięta, to zdanie jednego z ratowników: „Oby tylko nie zeszła nam w powietrzu".

Polska się zjeżdża

Pobrania dokonuje się przeważnie w szpitalu, w którym zmarł dawca. Przeważnie, bo czasem dawcę transportuje się do kliniki, w której będzie dokonywany najbardziej skomplikowany zabieg. Dzieje się tak w przypadku przeszczepu twarzy. Twarz pobiera się w jednej sali operacyjnej, a w drugiej – tuż obok – trwa już operacja biorcy. Dotychczas w Polsce były dwa takie przypadki (w jednym z nich mężczyźnie maszyna do cięcia kamienia amputowała twarz, odpowiedniego dawcę cudem udało się znaleźć w błyskawicznym tempie). To jednak sytuacje spotykane niezwykle rzadko.

Przeważnie zespoły transplantacyjne zjeżdżają i zlatują do dawcy z całej Polski. Przeważnie w nocy, żeby nie dezorganizować normalnej pracy szpitala. Każdy zespół to zazwyczaj dwóch lekarzy i instrumentariuszka. Latają najczęściej zespoły pobierające serca i płuca (od momentu rozpoczęcia płukania narządów w ciele dawcy do momentu wszczepienia ich w ciało biorcy mogą minąć maksymalnie cztery godziny). Gdy więc w jednym mieście Polski rozpoczyna się pobranie serca, w drugiej części kraju pacjent czekający na nowe serce leży już na operacyjnym stole i jest pod narkozą. Ba, bywa nawet już otwarty, a stary narząd wisi jedynie na naczyniach. Zdarzają się sytuacje, że pacjent budzi się po zabiegu, ale nowego serca w sobie nie ma, bo helikopter nie mógł wystartować bądź wylądować przez pogodę. Albo podczas pobrania okazało się, że narząd nie nadaje się do wszczepienia.

Do Krzyśka przyjechali: z Zabrza po serce, Poznania i Bydgoszczy po nerki, z Warszawy po wątrobę, ze Szczecina po płuca, z Katowic po trzustkę i z Gdańska po rogówki.

Jednym cięciem otwierane są klatka piersiowa i jama brzuszna. Następuje sprawdzenie, czy nie ma przeciwwskazań do pobrania. Jeśli nie – pada komunikat od zespołów: Jesteśmy gotowi na płukanie! Zostaje wyłączony respirator, z ciała dawcy usuwana jest krew, narządy płucze się zimnym roztworem prezerwacyjnym. Zaczyna się walka z czasem.

Najpierw do stołu podchodzą Zabrze i Szczecin. Narządy pobrane, zabezpieczone, helikoptery już z rozszalałymi wirnikami.

Później do stołu podchodzi Warszawa.

W międzyczasie Gdańsk.

Później są Katowice.

Bydgoszcz.

Poznań.

Koniec.

Droga kręta i wyboista

W końcu otworzyła oczy. Z lewej strony szyi – rura. Z prawej strony szyi – rura. Coś tkwi w żyle. Wszędzie wkłucia, wszędzie bandaże. Obok łóżka pracuje maszyna do dializy. „Nie, to zdecydowanie nie jest raj, do piekła też chyba trochę brakuje. Żyję" – pomyślała. Zabieg miał trwać cztery godziny, trwał osiem. Zaszyto ją o godzinie 9 rano, przebudziła się o 15. Ostrożnie rozejrzała się jeszcze raz. Na szafce leżał telefon. Obolała chwyciła za niego i wybrała numer do taty.

– No, gdzie wy jesteście? – wypowiedziała cieniutkim głosikiem, jakby nigdy nic.

Byli niedaleko, jak zresztą od początku do końca w tej historii.

Tak wyglądał wjazd na drogę ku normalności. Drogę krętą i wyjątkowo wyboistą.

– Chory po przeszczepieniu staje na nogi przeważnie w drugiej dobie po zabiegu. Przez komplikacje u mnie stało się to po 10 dniach. Pacjenci po przeszczepach wychodzą do domu zazwyczaj po około 20 dniach. Ja wyszłam po 60 – wspomina Weronika. – Moja normalna waga to 67 kilogramów. Po przeszczepie ważyłam 43.

Po przeszczepie wątroby zdarza się, że pacjent zachowuje się nieracjonalnie. Ma halucynacje, omamy słuchowe. Z Werą nie było inaczej.

– Widziałam ultrafioletowe jabłko. Siedziałam na łóżku i mówiłam do siebie: „Jezu, jakie cudne, świecące jabłko!". Wyciągałam telefon i robiłam mu zdjęcia. Później patrzyłam na fotkę, a na niej nic. Pustka. Zrobiłam też ogromną awanturę o to, że mój ojciec pokłócił się na korytarzu z rehabilitantem. Wydzierali się na siebie, aż mnie uszy bolały. Chciałam się dowiedzieć od pielęgniarek, o co poszło, ale one nie miały pojęcia, o czym mówię. Chwyciłam więc telefon i zaczęłam dzwonić do rodziców. Okazało się, że byli w Złotych Tarasach, a mi się to uroiło. Ale co się na wszystkich poobrażałam, to moje. Bywało też, że wstawałam z łóżka, rozbierałam się do naga i oparta o balkonik szłam do łazienki w korytarzu. I nie widziałam w tym nic dziwnego. To wszystko, o czym mówię, było efektem bilirubiny. Jeszcze przed przeszczepem jej poziom podskoczył mi do śmiertelnych wskazań. Gdy jechałam na operacyjny blok, wyglądałam jak przejrzała. Byłam ciemnożółta. I zanim ten barwnik z człowieka zejdzie po przeszczepie, mija sporo czasu. A wtedy dochodzi do takich absurdalnych zachowań.

A, i pamiętajmy o wirusie. Gdy obecny w organizmie Weroniki wirus C dostrzegł nową wątrobę, oszalał ze szczęścia. Zaczął ją pożerać w zawrotnym tempie. Trzeba było szybko reagować. Zaproponowano cholernie drogie, na szczęście refundowane leczenie. Ale dopiero od poniedziałku. Był piątek i trzeba było działać tu i teraz. Postawiono więc na terapię dewastującą zdrowie: interferon.

– Jak już weźmiesz jedną dawkę, musisz przejść całą terapię. Terapia trwa rok. Na całym świecie pacjenci dostający interferon automatycznie otrzymują od państwa przydział do psychologa. Dlatego że 70 procent z nich wpada w depresję. Okrutnie przechodzi się tę terapię. Mój dobry kolega przez kilka miesięcy nie wychodził z łóżka. Był zniszczony, wdeptany w pościel. Mnie na szczęście udało się przebrnąć przez to bezdepresyjnie. No i jest okej. Żyję.

Proszę wyłączyć radio

Pierwsze, drugie, trzecie piętro. Ciasny, obłożony dokumentami i mapami gabinet na poddaszu. Przed komputerem Edyta Karpeta. Bliżej szafy Łukasz Górski. To regionalni koordynatorzy transplantacyjni z Kliniki Chirurgii Ogólnej i Transplantacyjnej Szpitala Klinicznego Dzieciątka

Jezus w Warszawie. Zarażają optymizmem, tryska z nich pasja. Mówią i mówią.

Łukasz: – System transplantacyjny w Polsce to piramida. Na dole są koordynatorzy lokalni, jest ich najwięcej. Przeważnie to anestezjolodzy pracujący w szpitalach z potencjałem dawstwa. Czyli z oddziałami OIT, neurologii, neurochirurgii. To oni zgłaszają dawców, a następnie prowadzą ich od momentu stwierdzenia śmierci mózgu do pobrania narządu. Potem jesteśmy my – koordynatorzy regionalni powiązani z ośrodkami transplantacyjnymi, czyli szpitalami przeszczepiającymi narządy. Naszym zadaniem jest na przykład zorganizowanie transportu po krew i węzły chłonne dawcy do szpitala powiatowego, by przywieźć je do pracowni zgodności tkankowej. Tam wybierani są biorcy narządów. My w tym samym czasie oznaczamy badania wirusologiczne, których nie dało się zrobić, na przykład w Radomiu. Pomagamy też lekarzom, powiedzmy, z Radomia zgłosić dawcę, żeby odciążyć ich z kolejnych obowiązków. Na samej górze piramidy są koordynatorzy centralni, zawiadujący procedurą. To oni odpowiadają za dystrybucję narządów w Polsce. Jeżeli jest zgłoszony dawca w Lublinie, a Lublin wątrób nie przeszczepia, koordynator centralny ma za zadanie proponować pobranie wątroby od tego dawcy konkretnemu szpitalowi. Oczywiście według kolejki. Jeśli pierwszy na liście do propozycji jest na przykład Szpital Dzieciątka Jezus w Warszawie, koordynator centralny wykonuje tam telefon. Jeżeli w Warszawie nie zgadzają się pobrać wątroby od tego dawcy, bo albo nie mają odpowiedniego biorcy, albo uważają, że wątroba nie nadaje się do pobrania, wówczas zgłasza propozycję pobrania kolejnemu szpitalowi w kolejce.

Edyta: – W systemie kluczowe są listy oczekujących i to, w jaki sposób działają. Niektórzy wciąż uważają, że najważniejszym kryterium jest czas oczekiwania. Czekam najdłużej, to mi się należy. A to nieprawda. Są ściśle określone zasady alokacji. Pierwszy punkt to pilność przeszczepienia. Pierwszeństwo mają osoby, które umrą, jeśli nie dostaną narządu w ciągu kilkunastu bądź kilkudziesięciu godzin, na przykład wątroby po zjedzeniu muchomora. Drugi punkt – zgodność w grupie krwi. Kolejny – dobór anatomiczny potencjalnego dawcy i biorcy, czyli wielkość. Nie może być tak, że piętnastoletniej dziewczynce ważącej 30 kilogramów wszczepimy serce trzydziestoletniego mężczyzny ważącego 80 kilogramów. Czas oczekiwania na przeszczep to dopiero piąty czy nawet szósty punkt. Ważne są także przewidywane efekty przeszczepienia i aktualny stan zdrowia. Zawsze jako koordynatorzy regionalni dzwonimy i pytamy, czy potencjalny biorca nie jest przeziębiony, czy oprócz niewydolności narządu nic mu nie dolega, ma wyleczone zęby. Osoba po przeszczepieniu otrzymuje leki immunosupresyjne, więc jeżeli dostanie narząd w trakcie przeziębienia, po przyjęciu leków dojdzie do ogólnego zakażenia i nawet zgonu.

Edyta też kiedyś jeździła do pobrań. Jako instrumentariuszka. Był telefon, wsiadało się w karetkę i gnało na drugi koniec Polski. Godzina nie była istotna.

– Pobranie to specjalny rodzaj operacji. Niby każdy się cieszy, że uda się kogoś tymi narządami uratować, ale jednak stoi się nad zmarłym człowiekiem, wycina się z niego jego cząstki. W trakcie operacji – a jeśli jest to pobranie wielonarządowe, to trwa ono kilka godzin – panuje przeważnie idealna cisza. Kiedyś w jednym z zespołów przyjechał niezwykle doświadczony profesor, w transplantologii działający od lat. W jednej z sal, w oddali, grało radio. Słychać było cichutką muzykę. Profesor powiedział: „Uszanujmy to, gdzie jesteśmy i w jakiej znaleźliśmy się sytuacji. Proszę wyłączyć radio".

Zabawne sytuacje też się zdarzały. W różnych regionach Polski różnie nazywane są narzędzia chirurgiczne. Pewnego razu podczas pobrania lekarz z Krakowa czy ze Śląska poprosił Edytę o pens.

– Dla mnie najbliżej słowa pens była pęseta. Więc ja do niego z tą pęsetą, a on: „Przecież to jest pean!". Zdarzyło się kiedyś także, że zatrzymaliśmy krążenie, wpuściliśmy płyny i nagle okazało się, że mieliśmy nieszczelnie zawiązaną nitkę. Fontanna krwi poleciała mi prosto w twarz. Podszedł do mnie anestezjolog i powiedział: „Musi się pani umyć. Byle ostrożnie, żeby Max Factor się nie zmył".

– Każde pobranie było jednak dla mnie szkołą życia – mówi Edyta.

Na barkach zapaleńców

Jest w tym systemie coś niezrozumiałego, można śmiało powiedzieć – absurdalnego. W Polsce funkcjonuje ponad 400 szpitali z potencjałem dawstwa. Czyli z oddziałami neurologii, intensywnej terapii, neurochirurgii, na których regularnie stwierdza się śmierć mózgu. Dawców zgłasza jednak tylko niespełna 200 ośrodków, z czego najbardziej aktywnymi można nazwać 20. Systemowi umykają więc setki potencjalnych dawców. W tym samym czasie listy oczekujących na organy pękają w szwach. Dlaczego tak się dzieje?

– Najsłabszym ogniwem systemu jest identyfikacja potencjalnego dawcy. Problem jest niezwykle szeroki, można o nim mówić godzinami – uważa Edyta. – Na oddziałach są problemy ze spięciem grafików. Gdy więc lekarz na OIOM-ie ma dyżur, jest sam i zajmuje się ośmioma krytycznie chorymi pacjentami, z czego każdy jest szczegółowo monitorowany, to trudno poświęcić uwagę na kolejną osobę, która de facto już nie żyje. To jest dodatkowa ciężka robota. Nie dość, że procedura stwierdzania śmierci mózgu jest rozciągnięta w czasie, to później prowadzenie dawcy przed pobraniem jest bardzo trudne. Wielki kłopot to także brak współpracy i porozumienia między osobami zatrudnionymi na jednym oddziale. Co z tego, że lekarz wysunie podejrzenie śmierci mózgu, przeprowadzi pierwsze próby i przekaże o tym informację do nas, skoro po zdaniu dyżuru przyjdzie inny doktor i kontakt się urwie? Takie sytuacje niestety się zdarzają. Poza tym nawet jeśli mamy lekarza, który jest fanatykiem i wierzy w tę misję, poświęci czas, wykona wszystkie próby, ale ma szefa, który mu powie: „Nie zgadzam się na to. Nie akceptuję tego. To zabiera za dużo czasu, poza tym zajmuje łóżko na oddziale", to jak w takich warunkach ma się rozwijać transplantologia? A wiem, że takie sytuacje miały i wciąż mają miejsce. Cały system opiera się na zapaleńcach, którzy wierzą w sens tego działania. Jeśli nie ma takiego zapaleńca, wszystko się sypie.

– Proces stwierdzania śmierci mózgu, a później utrzymania dawcy w odpowiednich parametrach aż do pobrania, trwa czasem kilkadziesiąt godzin. Wymaga zaangażowania wielu osób – mówi Monika, od ponad 10 lat lokalny koordynator transplantacyjny. – Przyszedł pan do mnie na oddział w trakcie mojego dyżuru. Sam pan widzi, jak wiele się dzieje. Ciągle dzwoni telefon, jestem sama, mam na głowie ośmiu krytycznie chorych, tuż przed pana przyjściem przyjmowałam nieprzytomnego mężczyznę, za kilka minut z oddziału zjedzie jeszcze jedna, skrwawiona kobieta. I tak sobie myślę: jeśli ktoś ma na głowie tak wiele, a jest w pojedynkę, to rzeczywiście może pomyśleć o priorytetach i w całości skupić się tylko na tych żyjących. Gdy umiera mózg, człowiek nie żyje. Trzeba w sztuczny sposób, za pomocą farmakologii i aparatury, utrzymać odpowiednie parametry ciała. Pacjent wyłącza się oddechowo i krążeniowo, w ciele rozpoczyna się proces zapalny, dochodzi do kompletnego rozkojarzenia metabolicznego. Czasem opieka nad jednym potencjalnym dawcą zajmuje więcej czasu i energii niż nad trzema żywymi pacjentami. Wtedy to gra na kilku fortepianach jednocześnie. Trzeba głęboko wierzyć w to, co się robi, i dawać z siebie o wiele więcej, niż wynosi norma.

Szpital Moniki jest jednym z najaktywniejszych. Działa wzorowo.

– Jedna osoba nie jest w stanie tego udźwignąć, bo nie jest możliwe, by koordynator był non stop w szpitalu. Przyjęłam taktykę: starałam się tego nauczyć wszystkich wokół, czego nauczyłam się na dziesiątkach szkoleń w Polsce i zagranicą. Zespół OIT, zespoły na oddziałach w szpitalu – wszyscy są regularnie szkoleni. Uczymy ich całego procesu: od momentu identyfikacji prawdopodobnego dawcy do stwierdzenia śmierci mózgu. Szkolenie obejmuje i lekarzy, i panie pielęgniarki, ale także panie salowe czy instrumentariuszki pracujące na bloku. Musimy opowiedzieć na przykład paniom salowym jak to jest, że pacjentowi bije serce, ona to widzi na aparaturze, a lekarze mówią, że to już zmarły. Dawno temu zdarzyło się, że stwierdzaliśmy u młodego chłopaka śmierć mózgu, salowa poszła do domu, powiedziała o tym swojej sąsiadce, która była rodziną zmarłego. I rodzina o śmierci syna dowiedziała się od salowej, a nie od lekarza. Szkolimy się też z rozmów z rodziną.

Monika: – Warto zaznaczyć, że łóżko na OIT jest „najdroższe" w całym szpitalu. Zdarza się, że z bloku operacyjnego zbiegają do mnie koledzy chirurdzy i mówią: „To ty trzymasz tutaj zwłoki, a nie chcesz wziąć mojego pacjenta?!". Odpowiadam wtedy: „Te »zwłoki« mają w sobie serce, dwie nerki, wątrobę, płuca i trzustkę. Będzie pobranie, a ciebie proszę o szacunek". Wtedy zazwyczaj mówią, że przecież żartowali. Ale ja wiem, że jedni żartują, a drudzy mówią śmiertelnie poważnie. Dochodzi do tego zmęczenie materiału, a oddziały są za małe. W zeszłym roku co najmniej kilku dawców uciekło nam przez to, że po prostu mieliśmy zatkany oddział. Nie było gdzie ich położyć. Personelu też jest za mało, to gigantyczny problem. Gdyby było więcej lekarzy i pielęgniarek, można by było poświęcić więcej uwagi na identyfikację prawdopodobnych dawców, a później ich prowadzenie po stwierdzeniu śmierci.

Dożyć spokojnej starości

– Nie bałaś się, że nie zdążą dla ciebie znaleźć nowej wątroby? Że dawca się nie pojawi i umrzesz? – pytam Weronikę.

– Nie. Byłam już pogodzona ze śmiercią. Ktoś jednak widocznie nade mną czuwał. Miałam tu zostać.

To ogromna odpowiedzialność żyć z myślą, że wygrzebano cię z grobu tylko dzięki oddaniu przez drugiego człowieka cząstki siebie. Weronika chciała się dowiedzieć, kim był dawca. Dowiedziała się tylko tyle, że ma w sobie wątrobę kobiety. I koniec. Reszta to ściśle chroniona tajemnica.

– Często myślę, że dla mojej rodziny było to ogromne szczęście, ale dla innej – ogromny dramat. I może to dobrze, że są takie przepisy. Różne są reakcje ludzi. Kto wie, jak byśmy wzajemnie reagowali. Ja czuję ogromną wdzięczność, ale może rodzice tamtej osoby wciąż nie pozbierali się po stracie córki – mówi.

– A jak to jest żyć ze świadomością, że ma się czyjąś cząstkę w sobie?

– Papierosy zaczęłam palić w wieku 14 lat. Jarałam przez następnych 18. Gdy zostałam przeszczepiona, momentalnie rzuciłam. Nie palę od dwóch lat i obiecałam sobie, że będę zdrowo żyć. Z dwóch powodów. Po pierwsze – z myślą o sobie. Ale po drugie – z szacunku dla osoby, która swoją śmiercią pozwoliła mi żyć. Popadłam przez to ze skrajności w skrajność. Przed operacją trochę mi odbiło. Uznałam, że moje dni są policzone, że niedługo umrę, przez co chciałam czerpać z życia jak najwięcej. Zaczęłam się bawić, bywać w dyskotekach, na imprezach masowych. Nagle wszystko totalnie się zmieniło. Teraz mam fiksację na punkcie gór, sportu, zwiedzania świata. Zero alkoholu, zero imprez – mówi Weronika.

Chodzi na siłownię, kocha pływać, ćwiczy jogę, wróciła na studia. W listopadzie poleciała do Azji, była w Tajlandii, Malezji, Singapurze. Postanowiła zostać drugą Martyną Wojciechowską. No i marzy o urodzeniu dziecka. Na razie lekarze jej na to nie pozwalają. Ale w przyszłości chce. Pragnie tego.

– Mam świadomość, że jestem po przeszczepie, że do końca życia muszę przyjmować leki antyodrzutowe. Postanowiłam sobie jednak, że dożyję spokojnej starości. Pierwszy przeszczep wątroby wykonano w Polsce 30 lat temu. I ta osoba wciąż żyje. Też tego chcę.

W maju Weronika kolejny już raz weszła na Śnieżkę. Postawiła ostatni krok w drodze na szczyt, wzięła głęboki wdech i poczuła, że żyje. Siadła na betonowym murku, w skupieniu patrzyła na zachodzące nad Sudetami pomarańczowe słońce, a wiatr rozwiewał jej rozpuszczone włosy. Moment uwieczniła na zdjęciu jej nowa przyjaciółka. Nazywa się Edyta. Jakiś czas temu swoją determinacją uratowała życie pewnej blondynce z Jeleniej Góry.

Niektóre imiona oraz elementy historii
zostały zmienione na prośbę bohaterów.

Kilka słów o miłości

Magda zawsze mówiła: Wolałabym mieć córkę niepełnosprawną fizycznie niż intelektualnie. Zmieniałabym jej pieluchy, cewnikowała, przenosiła. Pchała wózek. Ale zawsze wiedziałabym, gdzie jest i co się z nią dzieje. Wiedziałabym, że jest bezpieczna.

– Zapukałam już do wszystkich drzwi: Narodowego Funduszu Zdrowia, Ministerstwa Zdrowia, Rzecznika Praw Dziecka, Rzecznika Praw Pacjenta, fundacji, kościelnych instytucji, kuratorium oświaty, specjalistycznych poradni, lekarskich przychodni. Wszystkie zatrzaśnięto mi przed nosem. Kasia w październiku skończy 18 lat i opuści Krajowy Ośrodek Psychiatrii Sądowej dla Nieletnich. Przekroczy próg i runie w dziurę systemu. Jako osoba pełnoletnia będzie w pełni odpowiadać za swoje czyny. Będę mogła tylko czekać, aż w końcu zrobi komuś krzywdę i trafi do miejsca przeznaczonego dla przestępców. A ona przestępcą przecież nie jest.

Kilka słów o tamtym wieczorze

Letnie słońce znikało za mrówkowcami stolicy, gdy operator numeru alarmowego odebrał ten dramatyczny telefon. W słuchawce usłyszał rozemocjonowaną dziewczynę, w tle trąbiła głośna muzyka i szumiała droga.

– Mama chce mnie zabić! Ratunku! I siebie też chce zabić! Gdzieś mnie wiezie! Jesteśmy w samochodzie! – mniej więcej tak brzmiało wołanie o pomoc.

– Jaki samochód? Pamiętasz numer rejestracyjny? Jaką drogą jedziecie? Co widzisz za oknem? – padają kolejne pytania. Dziewczyna odpowiada, próbuje podać jak najdokładniejsze dane.

– Właśnie wyjechałyśmy z Warszawy! Jedziemy czerwonym oplem drogą na Katowice! Ratunku!

Trzeba działać. Błyskawiczna informacja wlana w radiostację wyrzuca w pościg kilka radiowozów. Jeden mknie z Warszawy, cztery następne pędzą na sygnale z Grodziska Mazowieckiego i Rawy Mazowieckiej. Każda sekunda ma znaczenie.

Kilka słów o domu

Zacznijmy od koszmaru, czyli dwóch ostatnich lat. Magda nie jest już w stanie opanować ucieczek piętnastoletniej córki Kasi. Ucieczek z domu, ze szkoły, z ulicy, parku.

– Gdy podczas spaceru widziałam, że jest coraz bardziej pobudzona i za chwilę znów ucieknie, próbowałam ją przytrzymać. Tak, jak się to robi z dzieckiem ze spektrum autyzmu. Zawsze się jednak wyrywała, wydzierała w niebogłosy, okładała mnie pięściami, płakała i wołała: „Ludzie, pomocy! Ratunku! Ja nie znam tej pani!". Wtedy zbiegali się przechodnie, wykrzykiwali: „Zostaw to dziecko! Natychmiast ją puść! Dzwonimy po policję!". Córka patrzyła na to zadowolona i krzyczała jeszcze głośniej. Biła jeszcze mocniej. W końcu – zanim uwolniłam się od ludzi i policji – znikała z zasięgu wzroku. Jeździłam po całej Warszawie, szukałam.

Na początku pomagał GPS w zegarku.

– Powiedziałam, że to telefon awaryjny, z którego zawsze może zadzwonić do mamy, gdy tylko stanie się coś złego. Wiele razy zastanawiała się: jak to się dzieje, że mama zawsze wie, gdzie jej szukać po ucieczce? W końcu zorientowała się, że to przez zegarek. I go wyłączała. Nie wiedziałam wtedy, co mam robić. Siedzieć w domu i czekać, czy wsiadać w samochód i szukać jej po całej Warszawie? Doszło do tego, że po prostu wyczekiwałam, aż coś się wydarzy i zadzwoni do mnie policja bądź pogotowie ratunkowe. W dwóch ostatnich latach zdarzało się to prawie codziennie.

– Da się do tego przyzwyczaić?

– Gdy dzwonił telefon, byłam na granicy obłędu. Ściskało mi żołądek, sztywniały wszystkie mięśnie. Nigdy nie wiesz, czy policjant za moment nie przekaże ci najczarniejszej wiadomości.

Pewnego dnia Kasia chce uciec ze szkoły (chodzi do placówki specjalnej). Wybiega z budynku. Na ulicy wpada na czekającą na nią matkę. Dyrektor widzi, co się dzieje. Momentalnie zrzuca z siebie odpowiedzialność: „Stoi pani poza terenem szkoły, więc to już nie mój problem" – informuje i odwraca się na pięcie. Kaśka się wyrywa, krzyczy, bije mamę. Sytuację widzi przechodzący ulicą policjant. Wzywa radiowóz. Tłumaczenia zdają się na nic – zakłada rodzinie niebieską kartę.

Kasia obsesyjnie kocha zwierzęta. Za punkt honoru bierze ratowanie tych w potrzebie. Zaczyna je sprowadzać do domu. Psy, koty, króliki. Pewnego dnia do domu dziadka ściąga uratowanego z rzeźni konia. Wszystko dzięki internetowi, więc Magda likwiduje w domu sieć. Żadne to jednak rozwiązanie, bo Kasi zawsze udaje się zdobyć dostęp. Wie, że godzina internetu w bibliotece jest gratis. Że w Złotych Tarasach jest darmowe Wi-Fi. Że jak poprosi przechodniów, to zawsze ktoś pomoże.

– Uciekała, szukała połączenia z netem i wchodziła na strony z ogłoszeniami. Składała oferty właścicielom zwierząt i je przygarniała. Podejście mojej córki było na rękę ludziom chcącym pozbyć się zwierzaków za wszelką cenę. Jednego popołudnia potrafiła zebrać z Woli bądź Ursynowa kilka, a nawet kilkanaście psów. Gdy próbowałam to odkręcać, nikt nie chciał słyszeć o zwrocie. Ile razy nasłuchałam się wtedy: „Spierdalaj, gówno obchodzi mnie choroba twojej córki. Nie dzwoń do mnie więcej!". Dzwoniłam więc po różnych fundacjach, dawałam ogłoszenia. Że oddam psy, koty. Wtedy tonęłam w fali hejtu. „Ty nieczuła kurwo, oddajesz chore zwierzę! Nie masz serca!" – to była norma. Tym córka się już nie przejmowała i zawsze znajdowała sposób na adopcję kolejnych zwierząt. Psy, koty, które przynosiła do domu, w większości były chore. Załatwiałam im weterynarza, żeby nie pozdychały, zanim znajdę im dom. Nigdy nie chciałam liczyć, ile wydałam na to pieniędzy.

Obsesja Kasi na punkcie zwierząt staje się Magdy utrapieniem. Po jednej z ucieczek córka zbiera z dzielnicy kilka psów, niezwykle agresywnych, po czym idzie na komisariat szczuć nimi policjantów. Kończy się użyciem gazu łzawiącego i wyjazdem do psychiatryka.

Regularnie ucieka do sklepów zoologicznych, między innymi w Złotych Tarasach. Pyta obsługę, czy może pogłaskać zwierzątka. W końcu siada po turecku przy akwarium i patrzy na rybki, chomiki. Niestandardowe zachowanie powoduje, że pracownicy próbują ją wyprosić. Nic z tego. Przychodzi więc ochrona. Dziewczyna się wyrywa, robi okropną awanturę. Pojawia się policja, później karetka. Po kilkudziesięciu minutach na miejscu jest też Magda. Tylko po to, żeby przejechać się do szpitala psychiatrycznego w Józefowie, poczekać kilka godzin w izbie przyjęć i na koniec usłyszeć: „Nie ma wskazań do hospitalizacji".

Aby uniemożliwić córce ucieczki, Magda przekręca klucz w zamku. Dziecko przez 10 godzin non stop wali w drzwi, błaga sąsiadów o pomoc.

– Na początku zbiegała się cała kamienica, dobijali się do nas. Dzwonili po policję. Później się przyzwyczaili – mówi Magda.

Kasia regularnie grozi matce skokiem z balkonu. Mimo zabezpieczonych szafek – dziesiątki razy chwyta za nóż i próbuje sobie podciąć żyły. Dziesiątki razy forsuje szufladę z domową apteczką i łyka całe garści tabletek. Dziesiątki razy ma płukany żołądek. Gdy trafia do szpitala ogólnego, albo z niego ucieka, zanim zostanie przypięta pasami, albo bije lekarzy. Wtedy jest przewożona do szpitala psychiatrycznego.

Kilka słów o początkach

Miejmy to już za sobą. Ojca w tej historii nie było nigdy (poza poczęciem), więc nie ma co o niego pytać. Magdzie z kolei odkleiło się łożysko. Głupia sprawa, stąd ten cholerny ból nie do wytrzymania i obfite krwawienie. Jęczy, wije się na szpitalnym łóżku, ale na lekarzach nie robi to wielkiego wrażenia. Każą cierpliwie czekać i rodzić Kasię naturalnie. Po latach kobieta wyczyta, że właśnie wtedy mogło dojść do niedotlenienia mózgu u dziecka. I być może stąd jej (ich) późniejszy koszmar.

Opóźnienie w rozwoju córki dostrzega już w przedszkolu. Dziewczynka za rówieśnikami nie przepada, woli spędzać czas z przedszkolanką.

Specjaliści: – Niech pani nie będzie nadwrażliwa. Każde dziecko rozwija się we własnym tempie!

Uspokojona pakuje manatki i leci z córką do Barcelony. Żyją. Ona studiuje iberystykę, dostaje świetną pracę, mała Kasia idzie do prywatnej szkoły. Szybko pojawiają się jednak problemy córki z nauką. I, pierwszy raz, zachowanie agresywne. Podczas przerwy obiadowej dziewczynka nie chce jeść. Nauczyciel próbuje namówić ją na przełknięcie kilku kęsów. Kasia chwyta widelec i wbija go w dłoń mężczyzny.

Specjaliści: – To ADHD, niezbędna jest terapia. Zajęcia minimum dwa razy w tygodniu!

Szkoła, praca, terapia, sen. Szkoła, praca, terapia, sen – i tak kilka lat. Efektów nie widać, zapada więc decyzja o powrocie do Polski. Może dziecko tęskni za dziadkami? Może stąd ta agresja? Bo jaki może być inny powód, skoro cały zastęp lekarzy nie stwierdził poważniejszych problemów?

Magda ukochaną Barcelonę zostawia za plecami. Z dnia na dzień rzuca pracę, wraca do niewielkiej, rodzinnej miejscowości pod Olsztynem. Córce załatwia orzeczenie w poradni i miejsce w klasie integracyjnej. Dzięki orzeczeniu co miesiąc do szkoły wpływają z ministerstwa pieniądze na opiekę dla dziewczynki.

Mimo to dyrektorka po niedługim czasie oznajmia: – Mam dziurę w budżecie. Pani córka jest agresywna, nie opłaca mi się zatrudniać dla niej dodatkowych specjalistów. Dzieciom na wózkach wystarczyło raz zamontować windę i tyle. A pani córka to dla nas problem.

Pierwsza zmiana szkoły. Później będzie ich jeszcze kilkanaście. Zachowania agresywne dziecka nasilają się z miesiąca na miesiąc. Do tego stopnia, że Magda musi całkowicie zrezygnować z pracy. Chodzi z Kasią na wszystkie lekcje. Pilnuje, żeby nikogo nie biła, nie uciekała.

Dyrektor, po niedługim czasie: – To niemożliwe, by pani dziecko zachowywało się w taki sposób bez patologii w rodzinie! To na pewno przez pani imprezy, narkotyki i alkohol w domu!

Oskarżenia są absurdalne, matka od długiego czasu współpracuje przecież z miejscową poradnią pedagogiczną. Podejmuje jednak decyzję o kolejnej przeprowadzce. Tym razem do Warszawy. Tam na pewno jest większa świadomość chorób i możliwości ich leczenia. Nie działa żadna terapia, nie działają leki, objawy wciąż się nasilają. Kasia zaczyna chodzić do nowej szkoły, bez mamy. W życie wchodzi prawo pozwalające dyrektorowi dzwonić po policję i pogotowie, jeśli uczeń zachowuje się agresywnie.

– W radiowozach i karetkach spędziłam przez to długie miesiące życia – przyznaje Magda. – Gdy osoba niepełnosprawna nie potrafi wyrazić emocji, często staje się agresywna. To powszechne zachowanie u osób niepełnosprawnych intelektualnie. Trzeba wtedy odpowiednio podejść do dziecka, zainteresować je czymś, wyciszyć. Dyrektor i nauczyciele woleli kilka razy w tygodniu dzwonić po policję i pogotowie. Co może jednak zrobić ratownik, jeśli przyjeżdża na miejsce, a dziecko jest już spokojne? Ściągali mnie, po czym jechałam z Kasią karetką do szpitala psychiatrycznego. Kilka godzin w izbie przyjęć, „Nie ma wskazań do przyjęcia. Może pani jechać z dzieckiem do domu". I tak kilka razy w tygodniu, kilkanaście razy w miesiącu, kilkaset w roku. Gdy nas puszczano, było już późno, ciemno. Jak wrócić wtedy z Józefowa do Warszawy, jeśli nie masz samochodu i nikogo do pomocy? Przez to błędne koło znów musiałam zrezygnować z pracy.

Kilka słów o zdrowiu

Diagnoz było kilka. Najpierw „hiszpańskie" ADHD. Później, już w Polsce: hiperkinetyczne zaburzenia zachowania, pojęcie od ADHD szersze.

– Gdy córka miała czternaście lat, jeden z lekarzy skierował ją na rezonans magnetyczny głowy. Okazało się, że na całym mózgu widać zmiany demielinizacyjne. Czyli moja córka ma zniszczone osłonki mielinowe nerwów. Być może to efekt niedotlenienia podczas porodu. Aktualna, obowiązująca diagnoza Kaśki to: całościowe zaburzenia rozwojowe, niepełnosprawność intelektualna w stopniu lekkim oraz zmiany demielinizacyjne. To diagnoza, która nie mówi w zasadzie nic. Z takimi wskazaniami, ze względu na występującą dodatkowo agresję, nie przyjmują nigdzie. Do żadnego ośrodka. Radź sobie sam.

– Są przecież szpitale psychiatryczne – mówię.

Magda tylko się uśmiecha pod nosem.

– Są, ale to miejsce dla chorych psychicznie. A ty popełniasz właśnie podstawowy błąd, bo niepełnosprawność intelektualna nie jest chorobą psychiczną. To coś zupełnie innego! Osoba niepełnosprawna intelektualnie ma problemy z przyswajaniem wiedzy, abstrakcyjnym myśleniem, potrzebuje wspomagania rozwoju, ale z definicji – nie jest chora. Problemy są nieusuwalne, pomoc musi być nakierowana na przystosowanie do życia w społeczeństwie. Na pierwszy rzut oka nie można poznać, że z moją córką jest coś nie tak. Dopiero po dłuższej chwili i rozmowie można dostrzec problem. Że pewne komunikaty wydają się nielogiczne. Dlatego między innymi dyrektorzy szkół, nauczyciele, przypadkowi ludzie mówili: To nie córka jest chora, a pani, bo nie umie jej pani wychować.

Kilka słów o tamtym wieczorze (2)

Niedziela jest piękna, słoneczna, zwiewna. Magda od zawsze stara się tak wypełniać córce czas, żeby nie miała wolnej chwili. Sekundy, w której do głowy mogłaby jej wpaść choć ćwiartka myśli o zrobieniu jednej z TYCH rzeczy. Najpierw – obiad w restauracji. Później – świetna zabawa w escape roomie. Wspaniały dzień, ale robi się późno. Ściemnia się, czas do domu. Wsiadają do samochodu. I się zaczyna.

– Nigdzie nie wracam! Wychodzę! Wypuść mnie – krzyczy dziewczyna. Szarpie matkę, ciągnie za włosy, kopie w fotel, w szyby. Tak mocno, żeby je wybić. Na światłach pokazuje kierowcom gesty poderżniętego gardła. Sugeruje, że prowadząca samochód matka chce jej zrobić krzywdę.

– Wpadłam na pomysł, żeby wyjechać na drogę poza Warszawą. Gdzieś, gdzie będzie ciemniej, by Kasia mogła się uspokoić, wyciszyć. Przejechałyśmy dobrych kilka kilometrów, ale jej szał nie mijał. Wciąż krzyczała, kopała, próbowała ciągnąć mnie za ręce. Włączyłam głośną muzykę i powiedziałam: „Gdy się wyciszysz, ja ściszę muzykę. Mogę tak jechać nawet do Katowic". Choć Kasia jest osobą niepełnosprawną umysłowo, umiejętność manipulacji ma rozwiniętą niesamowicie. Udaje na potęgę, gdy więc wyciągnęła telefon i coś mówiła, pomyślałam: znów manipuluje. Ale nie, tym razem na poważnie zadzwoniła na policję. Powiedziała, w którą stronę jedziemy, na którym jesteśmy kilometrze, w jakim aucie. I najważniejsze – że mama chce ją zabić, a sama chce popełnić samobójstwo – opowiada Magda.

Policja rzuciła się w pościg. Pięć radiowozów: jeden z Warszawy, dwa z Grodziska i dwa z Rawy Mazowieckiej. Zatrzymanie jak w amerykańskich filmach.

– Policjanci nawet nie dopuścili mnie do głosu. Nie chcieli słuchać wyjaśnień. Potraktowali mnie jak przestępcę, zwyzywali od wariatek. Zabrali telefony, wpakowali mnie do karetki i wywieźli do psychiatryka w Tomaszowie Mazowieckim. Nie wiedziałam, co się dzieje z moim dzieckiem. W szpitalu wytłumaczyłam lekarzowi, co się stało. Zrozumiał, ale powiedział, że po takiej akcji muszę się liczyć z konsekwencjami. I lepiej, żebym została u nich na noc, by rano przejść badanie i mieć papier potwierdzający, że jestem zdrowa. Dowód, że nie chciałam zabić własnego dziecka. Rano zadzwonili na komisariat.

– Usłyszała pani od policjantów „przepraszam"?

– Nie. Prosto ze szpitala policja przewiozła mnie na komisariat. Przesłuchiwali mnie kilka godzin. Przeglądali mój telefon, czytali wszystkie wiadomości. Na sam koniec, gdy okazało się, że jestem niewinna, funkcjonariusz kazał mi oddać prawo jazdy. Bo według nich nie zatrzymałam się do kontroli. Nie zgodziłam się z tym, odbyła się rozprawa. Dostałam grzywnę dwieście złotych. A córka? Gdy już mnie wysłali do wariatkowa, zaopiekowali się nią. Minutę po moim odjeździe zorientowali się, że z Kasią jest coś nie tak, bo dziwnie się zachowuje. Zadzwonili więc po kolejną karetkę, wpakowali w nią córkę i wysłali do drugiego psychiatryka, do Łodzi. W końcu udało mi się odzyskać telefony i samochód, pojechałam do tego szpitala. Córka zdążyła w tym czasie zmanipulować cały zastęp lekarzy. Gdy weszłam na oddział, lekarka rozmawiała ze mną z obrzydzeniem. Nie chciała nawet na mnie patrzeć. Byłam dla niej wyrodną matką, która chciała zabić własne dziecko. Godzinę jej tłumaczyłam, na co cierpi córka i co się wydarzyło na drodze.

W łódzkim szpitalu Kasia spędziła miesiąc. Wyszła bez zmian i poprawy.

Kilka słów o robakach

Czyli ludziach. Bo ludzie bywają gorsi od robaków, insektów. Nieproszeni uprzykrzają życie, obrzydzają. Nic nie rozumieją, zrozumieć nawet się nie starają. Uprzedzenia, absurdalne zarzuty to codzienność, a umiejętność przyznania się do błędu – nie istnieje.

Bywały tygodnie, że policja codziennie odprowadzała do domu Kaśkę po ucieczkach. Furtkę zawsze otwierał portier. Tak jak i tym razem. Widzi prowadzoną przez funkcjonariuszy dziewczynę. Wzdryga się i rzuca z troską do policjantki: „Pani lepiej założy rękawiczki, bo ona dziwnie wygląda. Chyba ma AIDS!".

– Znałam się z tą policjantką. Powiedziała mi o tym. Nie zdziwiło mnie to. Takich obelg nasłuchałyśmy się w życiu bez liku – przyznaje Magda. Była oskarżana o pijaństwo, narkomanię, prostytucję. – Dyrektor kolejnej szkoły kilka razy nasyłał na mnie pomoc społeczną w celu weryfikacji, czy w domu aby na pewno nie dzieją się dantejskie sceny. A robił to mimo diagnozy, którą przecież znał! Mimo przygotowanego dla córki indywidualnego programu terapeutycznego, którego zresztą nie realizował.

Magda regularnie pojawia się w sądzie. Różni ludzie zakładają Kaśce różne sprawy. O demoralizację, zastraszanie, pobicia. Wisienką na torcie są: najpierw kot, później pies.

Starsza kobieta zauważyła dziewczynę kręcącą się wokół osiedlowych dachowców. Wezwała policję. Zeznała: „Ta młoda dama dziwnie wyglądała. Na pewno chciała otruć te niewinne koty".

– Oskarżyła Kasię, bo córka się jej nie spodobała. A ona chciała te koty po prostu nakarmić. Umorzyli. Druga sytuacja – spod sklepu. Kasia zobaczyła psa przywiązanego do drzewa przez właściciela robiącego właśnie zakupy. Uznała, że to znęcanie się nad zwierzakiem i go odwiązała. Zobaczył to właściciel. Wybiegł ze sklepu i z całej siły ją uderzył. Skończyło się w sądzie. Wyroku jeszcze nie ma – mówi Magda.

Spraw uzbierało się ponad 10. Większość została umorzona, ale na wszystkich musiała się stawić. Zeznawać, przedstawiać lekarskie orzeczenia. Jest bezsilna. Nie może spać, ma lęki. Gdzie się nie obraca, tam dostaje od życia kopa w tyłek.

Kilka słów o Magdzie

Jest trzydziestosiedmioletnią samotną tłumaczką języka hiszpańskiego. W momentach wyciszenia córki (czyli gdy Kaśka ma trzy spokojniejsze dni) szuka jednorazowych zleceń, by ratować domowy budżet. Jej jedynym stałym źródłem utrzymania jest fundusz alimentacyjny i dodatki na dziecko.

– Wiem, jak to brzmi, ale każda kolejna hospitalizacja córki była dla mnie momentem na złapanie oddechu. Chwilą, w której mogłam się wyspać, wziąć prysznic. Przygotować na kolejną, wyczerpującą walkę. Przecież zdarzało się, że przez trzy dni się nie myłam, bo krążyłam między komisariatami, szpitalami i sądami – mówi. Była w dwóch związkach. Rozpadły się, bo nie miała sił, by skupić się na mężczyźnie. Dziecko było i jest najważniejsze.

– Szczerze: myślałaś kiedyś o samobójstwie?

– Byłam o krok. Jeśli wszędzie słyszysz, że jesteś matką zerem, na pewno narkomanką, na pewno prostytutką, a dziecko zachowuje się tak nie przez chorobę, tylko po prostu krzyczy o uwagę, na dodatek instytucje państwowe traktują cię jak intruza, to zaczynasz się w końcu zastanawiać: co ma sens? Co cię cieszy? Mnie już nic nie cieszyło. Po akcji na drodze i łódzkim szpitalu straciłam sens życia. Zaczęły mnie nachodzić myśli: jeśli znikąd nie mam wsparcia, jeśli jestem ciężarem dla wszystkich dookoła, to może najlepszym rozwiązaniem będzie samobójstwo? Nie zabiłam się. Może nie miałam tyle odwagi? Może wiedziałam, że byłby to egoizm w czystej postaci? Zostawiłabym przecież dziecko. W najgorszym momencie, gdy byłam na samym dnie, przez głowę przemknęła mi też myśl: może jedyne rozwiązanie to wspólne samobójstwo? Tkwiłam wtedy w gigantycznej depresji. Na szczęście w tym momencie pojawiły się anioły, czyli trzy dziewczyny z Ośrodka Pomocy Społecznej – Madzia, Renia i Beatka. Pomogły mi w wygrzebaniu się z dna, znalezieniu tymczasowego ośrodka dla córki. Chodzę na terapię, ale czasem myślę, że te wszystkie lata są stracone. Mam trzydzieści siedem lat i nie wiem, co z moją przyszłością. Nie wiem, co dalej. Nie mogę planować życia, bo nie wiem, co się wydarzy za kilka miesięcy.

Kilka słów o aniołach

OPS na warszawskiej Woli to pierwsza i jak na razie jedyna instytucja, która od Magdy się nie odwróciła. Kobieta mówi wprost: świadomość, że nie zostanie sama nawet w momencie, gdy znów zacznie całować wszystkie klamki, trzyma ją przy życiu.

Magda do OPS trafiła jako osoba roztrzaskana. Stojąca nad przepaścią. Kobiety z OPS słuchały tych wszystkich historii i na początku nie chciało im się w nie wierzyć.

Opowieści, jedna po drugiej, były weryfikowane. Wszystkie okazały się prawdziwe. Decyzja – trzeba jak najszybciej pomóc Magdzie. Zanim dojdzie do tragedii. Asystent rodziny, psycholog, kierownik – zaangażowani byli wszyscy. Była pomoc psychologiczna, psychoterapia dla matki oraz nieprzerwane poszukiwania odpowiedniego ośrodka dla córki.

– Okazało się, że gdy wnioskujesz o pewne sprawy jako rodzic, z góry jesteś skazany na porażkę. Radź sobie sam. Ponoś wszelkie konsekwencje, ale my ci nie pomożemy. Niczego nie ułatwimy. Ale gdy wnioskuje instytucja, to już co innego. Panie w OPS wpadły na pomysł, żebym złożyła w sądzie wniosek o ograniczenie praw rodzicielskich. Po to, by państwo – wówczas do tego zobligowane – zajęło się moją córką. By to państwo znalazło w chorym systemie jakikolwiek sposób na pomoc mojemu dziecku.

Kilka słów o systemie

– Niepełnosprawność intelektualna to przypadłość, której nie widać, ale wszyscy się jej boją. Rodzice i ich dzieci są stygmatyzowani. Władze karmią nas informacjami o różnych programach, jakichś projektach, pięćset plus. Ale to niczego nie rozwiązuje. Niezbędna jest całościowa reforma systemu! Ja pieniędzy od państwa nie chcę. Potrzebuję miejsca, w którym moje dziecko będzie bezpieczne i otrzyma terapię, gdy ja pójdę zarabiać na chleb – mówi Magda.

Kiedyś Kasia była diagnozowana przez zespół biegłych.

Przeszła szereg badań, lekarze usiedli i załamali ręce. Żaden nie był w stanie wskazać miejsca, gdzie dziewczyna powinna zostać skierowana. Takiego, które byłoby jednocześnie i terapeutyczne, i lecznicze, i zabezpieczone. Dlaczego? Bo w Polsce po prostu takich miejsc nie ma. Co więc zrobili biegli? Wpakowali Kasię do schroniska dla młodzieży z zakładem poprawczym. Z młodocianymi przestępcami.

– Nie powinna tam być, ale kogo to obchodziło? Zresztą długo tam nie zabawiła. Napiła się domestosu i została odwieziona do szpitala – opowiada Magda.

Po tym, jak Magda złożyła wniosek o ograniczenie praw rodzicielskich, sąd zadecydował: Kasia ma się znaleźć w Krajowym Ośrodku Psychiatrii Sądowej dla Nieletnich. Tam też nie powinna trafić, bo to miejsce przeznaczone dla osób z innymi przypadłościami, ale z drugiej strony to jedyny ośrodek, który jest jej w stanie zapewnić całodobową terapię i jedyne miejsce, z którego nie może uciec. Dziewczyna przebywa tam od roku, a jej mama zbiera siły na kolejny etap walki.

– W Polsce nie ma ośrodków dla osób przejawiających zachowania agresywne wynikające z niepełnosprawności intelektualnej. Z diagnozą, jaką ma Kasia, żaden ośrodek opiekuńczy nie będzie w stanie zapewnić jej odpowiedniej opieki i bezpieczeństwa. Ja w domu zresztą też. A o tym, że moja córka potrzebuje całodobowej opieki, niech świadczy inny przykład. Kiedyś uciekła, zauważył to jakiś mężczyzna w samochodzie. Otworzył drzwi i zaproponował, żeby wsiadła, to pokaże jej pieska w domu. Wsiadła, a on próbował ją zgwałcić. Wtedy udało się jej uciec. A gdyby się nie udało? Pewnie powstałby w telewizji program, dziennikarz z zafrasowaną miną pytałby: jak mogło dojść do takiej tragedii? Ja stawiam więc inne pytanie: dlaczego w tym kraju nie ma choćby jednego ośrodka, który zapobiegałyby takim tragediom? Bo sprawa właśnie do tego się sprowadza.

W ośrodku Kasia będzie do ukończenia 18. roku życia, czyli do października. Później ośrodek opuści. Jako osoba pełnoletnia, w całości będzie odpowiadała za swoje czyny.

Magda: – Niedawno złożyłam w sądzie wniosek o jej ubezwłasnowolnienie, ale kto wie, jak się to skończy. Nie ma pewności. Jeśli sąd odrzuci wniosek, wtedy córka będzie zwykłym, dorosłym człowiekiem. Wyjdzie z domu, policja jej już nie odwiezie. W szpitalu – nie wyrazi zgody na hospitalizację. A gdy zrobi komuś krzywdę, trafi do miejsca przeznaczonego dla przestępców. A ona przestępcą przecież nie jest.

Kilka słów na koniec

Magda długo się wahała. Opowiedzieć o tym wszystkim? W końcu wyrzuciła to z siebie. Bo trzeba zwrócić uwagę na gigantyczny problem, o którego istnieniu nikt nie ma pojęcia.

– Nikt nie stara się go rozwiązać, a tysiące ludzi w Polsce toczy przez to codziennie walkę o przetrwanie. Walkę, której nie da się wygrać. W izbach przyjęć szpitali psychiatrycznych często poznawałam rodziców pozostawionych bez wsparcia. Ludzi, którzy dawno stracili siłę i nadzieję. Oni już nie walczą. Codziennie biją się z samobójczymi myślami. Ale o tym się w ogóle nie mówi, bo całą tę grupę problemów składa się na karb demoralizacji, patologii albo chorób psychicznych. A ja o Kasię będę walczyć ile sił. Zrobię wszystko, żeby zabezpieczyć jej świat, zapewnić bezpieczeństwo.

– Boisz się października?

– Jestem przerażona. Boję się, że gdy córka wyjdzie z ośrodka, wszystko wróci ze zdwojoną siłą. Teraz regularnie ją odwiedzam. Ona też nie może się już doczekać wyjścia. Mówi, że planuje dzierżawę konia, chce przejść na dietę wegańską, znaleźć chłopaka przez internet i mieć z nim dziecko. Słucham tego wszystkiego i jedyne, co ślina przynosi mi wtedy na język, to: Kocham cię, córciu.

A później zaczynam się modlić.

Imiona zostały zmienione.
Wydarzenia – choć w niektóre aż trudno uwierzyć – są prawdziwe.
Tekst został opublikowany w *Magazynie Wirtualnej Polski*.

Mój pseudonim: Grabarz

– Każdy strażnik w więzieniu jest po trosze ochroniarzem, lekarzem, pielęgniarzem, psychologiem, wychowawcą. Wszystkim. Pielęgniarka idzie do domu, lekarza nie ma, na noc zostajesz sam z tysiącem morderców i bandytów na głowie. Codzienna walka z nimi to jedno. My – strażnicy więzienni – odpowiadamy też za ich zdrowie i życie. A jak odpowiadać za czyjeś życie, jeśli ten ktoś żyć nie chce?

– Wielokrotnie odcinałem i reanimowałem wisielców, dzwoniłem po karetkę do poderżniętych żył, pobić, połyków, samookaleczeń, gwałtów. Zwykłych zawałów też. Każdy śmiertelny przypadek badał prokurator. Szukał niedociągnięć, błędów, niedopełnienia obowiązków. Na służbie „z trupem" wypalałem sześćdziesiąt papierosów. A za murami cywile wyzywali mnie od gestapowców, esesmanów, gadów. Szydzili ze mnie. Nie zliczę, ile razy w życiu nasłuchałem się tekstów w stylu: „Ha, klawisz! 15 lat popracował i poszedł na emeryturę. A chuja robił!". A to taka trauma i stres, że wszyscy moi kumple z pracy skończyli u psychiatry.
– A ty?
– Ja też.

54 pilnie na piątkę

Niebieska koszula z krótkim rękawem lepi się do pleców. Przy pasie ciąży Andrzejowi pęk ogromnych kluczy do krat na oddziały. Czwartek, trochę przed północą. Gorąco, lipiec. Zastępca dowódcy zmiany idzie główną ulicą zakładu. Strażnicy mówią na nią: „Marszałkowska". Z lewej – oddział numer siedem. Z prawej – ósemka. Długie dwupiętrowe budynki w szaroburym tynku, kryte czerwoną dachówką. Światła w celach od dwóch godzin zgaszone. Lampy wzdłuż drogi we współpracy z czystym niebem pełnym gwiazd biją światłem w zakratowane okna. W niektórych widać sylwetki, niewyraźne twarze i żarzące się pety. Ktoś coś krzyknie, inna cela odpowie. Ale z rzadka, bo krzyczy się raczej w dzień.

Gdzieniegdzie słychać ciche rozmowy. Tam Andrzej stara się przystanąć, posłuchać. Można się z nich dowiedzieć ważnych rzeczy: komu szykowany jest wpierdol na spacerniaku, kto ma nowe fanty pod celą, kto chce iść do blatu (zostać przyjęty do grupy grypsujących). Jak się dobrze skitrasz, dojrzysz nawet grypsy wędrujące po sznurkach między celami. Zwykła noc w kryminale. Andrzej nazywa to pracą operacyjną. Jak nie wiesz, co się dzieje na zakładzie, możesz się pakować i szukać nowej roboty.

Radiotelefon.

– 54 na piątkę – komunikat z wartowni. Drażliwych informacji nigdy przez radio się nie podaje. Słyszą przecież wszyscy, więźniowie też. Niezależnie od pory dnia i nocy słowa: „samobójstwo", „powiesił", „bunt", „zawał" w eter nie płyną.

– 54 bardzo pilnie na piątkę! – kolejne wezwanie dowódcy.

Andrzej biegnie. Nie wie, co się stało, ale zdaje sobie sprawę, że taki komunikat i ton oznaczają tylko najgorsze.

– Powtarzam, 54 bardzo pilnie na piątkę! Rezerwa biegnie z kluczami!

Andrzej dopada drzwi. Klamka, klucz, krata, bardzo długi korytarz. W tym samym czasie wpada zgrzany Wojtek z kluczami do cel.

Sytuację na piątce kontrolowała tej nocy strażniczka twarda jak beton. Włączyć światło, zajrzeć przez wizjer, wyłączyć. Jedna, druga, trzecia cela. Czwarta: światło, judasz, a tam baba wisi na prześcieradle przywiązanym do lampy. Oddziałowa sama otworzyć celi nie ma jak. Po wieczornym apelu wszystkie klucze oddaje się dowódcy zmiany na wartownię. Gdy coś się dzieje, najpierw jest błyskawiczny cynk, później – kilkusetmetrowy sprinterski bieg na oddział. Dla bezpieczeństwa celę otwiera się w nocy w co najmniej dwie osoby. W tym dowódca bądź zastępca.

Cela numer 12. Wizjer. Kobieta dynda przy suficie. Wielki klucz, zasuwa górna, zasuwa dolna.

– Dawaj ją za nogi – Andrzej rozkazuje Wojtkowi, a sam rozplątuje niedbale zawiązane prześcieradło. Chyba trup, bo zimna, zsikana i oczy na wierzchu. Na kojach śpią jej dwie koleżanki, kompletnie nieświadome tego, co się dzieje.

– Wyprowadź je! – kolejne polecenie.

Akcja. Uciski, wdechy, raz, dwa, uciski, raz, dwa, trzy.

Ty głupia pizdo, że musiałaś się, kurwa, powiesić akurat u mnie na zmianie – myśli Andrzej, uciskając i dmuchając.

Raz, dwa, trzy.

1000:17

– Właź, bo zimno.

Włażę, trzaskam drzwiami. Jedziemy. Za kierownicą Grzegorz, poznajcie się. Na siedzeniu obok Andrzej. Cześć, Andrzej.

Zielony opel, kombi w gazie, rejestracja startuje od „S". Z tyłu fotelik dla dziecka. Na lusterku zapachowa choinka, która w wojnie ze szlugami skapitulowała dobry czas temu. Fajek, zapalniczka, wdech głęboko w płuco. Dym przez ledwo uchylone okno.

Nie pytam, Grzegorz mówi sam, przez nos: – Byłem zastępcą, a później dowódcą zmiany w zakładzie karnym i areszcie śledczym. W szczytowym momencie mieliśmy prawie tysiąc osadzonych. Wszystkie możliwe kategorie. Najcięższa recydywa R1, P1 (skazany po raz pierwszy, odbywający karę w zakładzie typu zamkniętego), P2 (półotwartego), P3 (otwartego). Dożywocia, mordercy z pierwszych stron gazet, seryjni gwałciciele dzieci, kobiety zaburzone, kobiety z dziećmi, dzieciobójczynie, tymczasowo aresztowani. Wszystko. A na nocnej zmianie 16 strażników plus dowódca. Pracowałem tak 17 lat.

Andrzej w służbie więziennej też robił prawie dwie dekady. Przeszedł przez wszystkie szczeble: od siedzenia z karabinem w lesie (na wieży wartowniczej) aż po dowódcę. Był nim bardzo długo, prawie 10 lat. Dowódca zmiany to osoba, która co czwarty dzień i co czwartą noc – tak wychodzi z grafiku – dba o wszelkie procedury związane z bezpieczeństwem zakładu i osadzonych. Po godzinie 15 – jak już administracja, włącznie z dyrektorem, wsiądzie w auta i pojedzie do domu – dowódca staje się głównodowodzącym. Mówiąc wprost – decyduje o wszystkim i może wszystko. Oczywiście w granicach prawa.

Grzegorz: – Jeżeli ktoś nagle zachorował, pociął się, wieszał, pobił, jeśli kogoś zgwałcili, to jako dowódca zmiany podejmowałem wszelkie decyzje związane z obsługą medyczną. Często robiłem też za pielęgniarkę, bo w nocy pielęgniarek w zakładzie nie ma. A w nocy dzieją się rzeczy najciekawsze.

Pasek od szlafroka

Oddział piąty, cela 12, lipcowa noc.

Andrzej reanimuje. Raz, dwa, trzy. Piętnaście minut pompowania, zero reakcji. Duszno jak cholera, pot leci z niego jak z wodospadu.

– Chyba nic z tego – mówi oddziałowa. Ale wisielec nagle rusza lewą ręką. Otwiera oko, później drugie. Karetka nie zdążyła jeszcze przyjechać, a baba już zaczęła oddychać, kontaktować.

– Zabrali ją do szpitala, a ze szpitala prosto do psychiatry. Później wróciła do nas i siedziała jeszcze dobrych kilka lat. Za każdym razem, gdy mnie widziała, dziękowała za uratowanie życia – opowiada Andrzej.

– Ile razy ktoś ci umarł na zmianie?

– Chyba najwięcej w historii kryminału. Miałem nawet pseudonim Grabarz.

Po tym pierwszym razie to już się potoczyło. Drugi to była śmierć naturalna. Na areszcie zmarła kobieta cygańskiego pochodzenia. Poranny apel, a ta leży na koju. Andrzej wszedł do celi, obrócił ją – biała jak śnieg i zimna jak Podlasie. Mimo że była sztywna – reanimacja do przyjazdu karetki.

Kolejna śmierć. Kobieta odsiadywała bardzo duży wyrok. Za murami od lat pracowała na kuchni. Gotowała więźniom obiad i jak stała nad garami, tak padła na ziemię. Zawał. Reanimacja, karetka – nic z tego. Prokurator, śledztwo, protokoły, czarny worek. Fajka za fajką.

Później było samobójstwo. W zakładzie półotwartym w dzień wszystkie cele na oddziale są otwarte. Jedna ze skazanych weszła do toalety na korytarzu i znalazła koleżankę. Wisiała na klamce. Oddziałowy odciął ją bezpiecznym nożem (zawsze pod ręką, z zamkniętym ostrzem, do odcinania wisielców) i wyciągnął za ręce na korytarz. Zaczął pompować. Chwilę później przyleciała pielęgniarka, zaraz był też Andrzej. Pogotowie przyjechało tylko po to, żeby stwierdzić zgon. Prokurator, śledztwo, 20 kiepów pod oddziałem, 20 w pomieszczeniach administracji, 20 pod wartownią.

Następna powiesiła się w celi, też na oddziale półotwartym, też w dzień. Mieszkały we trzy – dwie poszły na ploty celę obok, a gdy wróciły, zastały ją wiszącą na pasku zaczepionym o wystający ze ściany gwoździk na obrazek. Cud Boży, że ten gwoździk się nie urwał. Oddziałowy, pielęgniarka, Andrzej, karetka, prokurator, papierosy.

Chcesz jeszcze? Znów dzień. Kobieta chciała się powiesić na leżąco i gdyby nie lekarz, pewnie by jej się udało. Przywiązała pasek od szlafroka do ramy łóżka, położyła się i tak naciągała głowę, że straciła przytomność. Padło hasło na radiu, tym razem błyskawicznie do celi przyleciał doktor. Akurat przyjmował w tym budynku. Andrzej pognał mu tylko do samochodu po torbę z lekami. Karetka, konwój, odratowali ją. Trzy paczki fajek.

– Wszystkie te samobójstwa to tylko przypadki z kobiecych oddziałów. Mógłbym jeszcze długo wymieniać – przyznaje Andrzej. – Sam fakt, że ktoś walnął samobója, a ty go odcinałeś i ratowałeś, nie obciąża tak bardzo psychiki. Wpadasz do celi, ściągasz wisielca, pompujesz. Działasz jak w transie. Łapie cię i trzyma dopiero, gdy karetka albo karawan przejeżdża przez więzienną bramę. Poza tym to dopiero początek. Emocje zaczynają się później. Gdy przyjeżdża prokurator.

Po pierwsze: jakkolwiek beznadziejna byłaby sytuacja, strażnik musi pompować trupa aż do przyjazdu karetki. Kamery są niemal wszędzie, a prokurator przede wszystkim analizuje monitoring. Jeśli zobaczy, że zaprzestałeś akcji, zanim pojawił się lekarz, albo w ogóle jej nie podjąłeś, z miejsca masz zarzut niedopełnienia obowiązków i nieudzielenia pomocy. Praktyka nakazuje więc: pompuj też tych, którzy do kotła w piekle wpadli nawet kilka godzin wcześniej. Dla własnego dobra.

Po drugie: jeśli przyjeżdża karetka i doktor podczas akcji ratunkowej podaje leki, robi zastrzyki, ale ostatecznie stwierdza zgon, zarządzasz: Niczego nie dotykać! Niczego nie sprzątać! Do przyjazdu prokuratora wszystko ma zostać nietknięte. Zużyte strzykawki, puste ampułki po lekach – wszystko ma leżeć na ziemi. Jeśli czegoś będzie brakować, coś się nie będzie zgadzać w papierach, umoczyłeś. Na pewno dostaniesz po uszach.

Po trzecie: prokuratorskie przesłuchanie. Czy samobójca dawał sygnały, że może to zrobić? Czy były z nim prowadzone rozmowy? Czy są jakieś notatki na ten temat? Czy była współpraca między działami ochrony i penitencjarnym? Czy penit (wychowawca) przekazał, że w nocy ochrona musi zwrócić szczególną uwagę na tego więźnia, bo może mu odjebać? A później już o samej akcji. O której dostałeś informację o zdarzeniu? O której zacząłeś reanimację? O której zadzwoniłeś po karetkę? O której przyjechała? Jak otwierano celę? Przesłuchuje cię prokurator, swoje dokładają ekipy dochodzeniowo-śledcze, postępowania wyjaśniające prowadzone są przez dyrektora zakładu, Okręgowy Inspektorat Służby Więziennej lub Centralny Zarząd Służby Więziennej. Sam też piszesz wielostronicowe elaboraty. Planowo kończysz służbę o 18, ale w domu jesteś po północy. Z zakładu możesz wyjechać dopiero po tym, jak wyjedzie z niego karawan. No i jak pozwoli ci na to prokurator.

– Wielokrotnie przyjeżdżałem do domu i zadręczałem się myślami: a może mogłem to zrobić lepiej? Czy na pewno zachowałem procedury? Kładłem się spać z nadzieją, że przez babę, która zechciała się zabić, nie przyjadą po mnie za kilka dni i mnie nie zamkną. Albo nie wywalą z roboty – mówi Andrzej.

Stan zgodny

Robotę zaczynasz o 6, pod bramą zakładu pojawiasz się o 5. Czarna, sypana kawa z kożuchem w duraleksowej szklance. W nos gryzie cię zapach woseby zmieszany z wonią papierów, starych mebli i smarowanej broni. Raz po raz piszczy telefoniczna centrala. Najpierw raport od zmiany zdającej: kto w nocy świrował, czy były karetki, jakie problemy. Później: przejęcie uzbrojenia od nocki. Liczysz pistolety, karabiny. Jeśli wszystko się zgadza, o 5.45 zaczynasz odprawę swoich ludzi. Przekazujesz najistotniejsze informacje klawiszom, którzy będą się dziś z tobą męczyć.

– O 23.30 była karetka na dwójce u Wojciechowskiego. Podejrzenie zawału, ale go nie zabrali. Zwracajcie na niego uwagę, żeby nam nie wykitował. Została do nas też przywieziona osadzona Grochala. Na pewno słyszeliście o niej w telewizji. To ta, która zabiła trójkę dzieci i wrzuciła je do plastikowej beczki. Jest przestraszona, płacząca, załamana. Proszę dokładnie kontrolować jej zachowanie, bo może się targnąć – ciągniesz.

Później apel. Jako dowódca zmiany każdego więźnia musisz zobaczyć osobiście. Na wszystkich oddziałach jest kartka – tak zwana apelówka. To liczbowy wykaz osadzonych. Liczy dowódca, ubezpieczają go funkcjonariusz rezerwy i oddziałowy.

Czasem niezbędny jest teatr. „Szamaki świrują, bunt szykują" – Andrzej dwa razy w życiu dostał taki cynk od więźnia. Szamaki, czyli grypsujący. Gdy klawisz słyszy: „Bunt", zapala mu się ostrzegawcza lampka i przypomina sobie, co wydarzyło się w zakładzie karnym w Czarnem na Pomorzu w 1989 roku, gdzie więźniowie opanowali zakład. Byli zabici i ranni, a walki trwały kilka dni.

– Po takim cynku na apel idzie siedmiu. Zakładają bojowy rynsztunek, na oddział wchodzą z pałami, kaskami, tarczami, nakolannikami. Uwierz, jak ci takich kilku byków wejdzie pod celę, nie ma szans, wymiękasz. Wystarczy się pokazać i jest spokój – mówi Andrzej.

Dziś na razie bez afer. Jedna cela, druga, piąta, dwudziesta. Do czasu.

Gdybyś jako gość z ulicy wszedł na męski oddział i po całej nocy otworzył celę do apelu, padłbyś trupem. Smród by cię po prostu zgilotynował. Sześciu osadzonych, chłopy bez kosmetyków. Okno zamknięte, zima. Na kolację był śledź z cebulą, poza tym przyszły paczki, więc każdy się czegoś nażarł. Jeden kiełbasy od matki. Drugi dostał fasolkę. Trzeci przed chwilą wstał z kibla. Męskie oddziały są takie, że powietrze można kroić.

– Cela dwudziesta druga. Stan osobowy: czterech – melduje starszy celi.

Andrzej patrzy i widzi, że jeden z ulungów (niegrypsujący) ma rozbitą głowę.

– Co tu się, kurwa, działo?! – stanowczy ton.

– Panie dowódco, nic! Z łóżka w nocy spadłem! – pada odpowiedź.

– Ale przecież łeb masz rozjebany w trzech miejscach!

– No tak, panie dowódco. Bo noc była długa, to trzy razy spadłem!

Współwięzień spuścił mu w nocy wpierdol, bo otworzył okno. Procedura: wezwanie pielęgniarki, ocena ran. Można to zaopatrzyć w zakładzie, więc będzie za chwilę doprowadzenie do ambulatorium. Teraz informacja do penitu, żeby wyjaśnili sytuację pod celą.

Po apelu – wszystkich sumujesz. Dopiero jeśli się zgadza, to poprzednia zmiana może ruszyć do domu. Między jedną czynnością a drugą przyjeżdża dyrektor zakładu. Wchodzi na wartownię. Stajesz na baczność.

– Panie dyrektorze, melduję: apel – stan zgodny. W zakładzie spokój.

Teraz zaczyna się najżmudniejsze: realizacja porządku dziennego.

Więzień – pacjent w elicie

Zabezpieczenie medyczne w zakładach karnych różni się w zależności od rodzaju więzienia, wielkości oraz – po prostu – wewnętrznych regulacji.

Podpułkownik Elżbieta Krakowska, rzecznik prasowy

Dyrektora Generalnego Służby Więziennej: – W każdej jednostce penitencjarnej funkcjonują podmioty lecznicze. Są nimi: ambulatoria z izbami chorych (we wszystkich jednostkach – przyp. autora) oraz szpitale więzienne (w niektórych zakładach – przyp. autora). W ramach tych podmiotów działają oddziały szpitalne, gabinety lekarskie, pracownie diagnostyczne, gabinety stomatologiczne, pracownie rehabilitacji i fizykoterapii oraz apteki zakładowe. Jednostki, w których funkcjonują szpitale więzienne, zapewniają całodobową opiekę medyczną. W pozostałych opieka medyczna nie jest zapewniona całodobowo. Gdy w zakładzie nie ma kadry medycznej, więziennictwo korzysta ze świadczeń Zespołów Ratownictwa Medycznego. Osoby pozbawione wolności mają zagwarantowaną dostępność do nieodpłatnych świadczeń zdrowotnych oraz leków i artykułów sanitarnych. Świadczenia opieki zdrowotnej udzielane osobom pozbawionym wolności finansowane są w całości z budżetu państwa.

Każdy zakład zatrudnia pielęgniarki. Są funkcjonariuszkami służby więziennej, na etacie SW. Lekarz z kolei zatrudniany jest na podwykonawstwie. Pojawia się w zakładzie dwa-trzy razy w tygodniu.

– Nikt nie chce pracować ze skazanymi, bo to pacjent specyficzny. Trzeba mieć odpowiednie nastawienie. Nie bać się, że ktoś cię zabije. Takie groźby są na porządku dziennym – mówi Robert, lekarz przyjmujący w kryminale. Dodaje stanowczo: – Finansowanie i funkcjonowanie więziennej służby zdrowia to patologia. Człowiek, który kogoś zamordował, pobił, wybił szybę w sklepie, przekraczając więzienną bramę, wchodzi do elity społeczeństwa korzystającej z prywatnej służby zdrowia. Oczywiście w ograniczonym zakresie, bo nikt mu prywatnie nie zoperuje kolana. Ale zakład karny płaci świadczeniodawcy, z którym ma podpisaną umowę, za prywatne wizyty. Często wysyłam więźniów poza mury na różne badania i konsultacje. Na przykład USG. Nie płaci za to NFZ, bo skazani w 90 procentach są przecież nieubezpieczeni, nie pracują. Płaci zakład karny. Zdarza się, że więzień czeka na badania miesiąc, a pracujący i płacący podatki człowiek na wolności – trzy miesiące. Bo osadzony jest wpychany w luki, gdy akurat zwolni się miejsce. Chodzenie do lekarza to jedna z form spędzania czasu w więzieniu. Pacjent wychodzi z pierwszej wizyty i jeszcze zanim sprawdzi, czy tabletki działają, zapisuje się na kolejną.

Gigantycznym problemem jest też prawo skazanego do pisania bezpłatnych skarg i składania bezpłatnych pozwów. Więc czemu nie na opiekę medyczną.

– Miałem już przez to dwie sprawy cywilne o to, że jako lekarz męczę pacjenta więźnia. W trzeciej, przeciwko zakładowi, jestem świadkiem. To oczywiście jakieś infantylne bzdury. Jedna ze spraw dotyczyła zakażenia gronkowcem złocistym. Groźnie brzmi, ale to bakteria, która żyje na skórze każdego z nas. Przyszło do mnie kilku więźniów ze zmianami ropnymi na ciele. Po jednym leku, drugim – nie przechodziło, na dodatek u jednego z nich wyskoczyła spora narośl. Naciąłem ją, zdrenowałem, podałem antybiotyki i wszystko było okej. Wśród więźniów zaczął jednak krążyć mit, że jest epidemia gronkowca i oni wszyscy od tego poumierają. Pół roku z tym przychodzili. Jeden złodziej domagał się, żebym mu zrobił wymaz, tak jak jego koledze. Konsekwentnie odmawiałem. Powiedziałem, że jeśli chce, może badanie wykonać na własny koszt za 80 złotych. „Ja wiecznie siedzieć nie będę, a wy spermopije jebane, razem z dyrektorem z jednego chuja spermę pijecie!" – krzyczał do mnie. Dostał karę izolatki w zawieszeniu. W tym więzieniu jest też człowiek skazany za wielokrotne oszustwa. Siedzi od dłuższego czasu. Z nudów wymyślił, żeby zasypywać wszystkich dookoła skargami i pozwami, licząc na kasę za przekroczenie terminów. Jednego miesiąca miałem od niego kilkadziesiąt skarg. Gdybym to ja chciał go pozwać, musiałbym zapłacić 1000 złotych kosztów. A on ma to za darmo. No i się bawi. Przegrywał wszystko w pierwszej instancji, ale oczywiście składał apelację. Bo może. A ja musiałem na wszystkie reagować. To się wydaje śmieszne, ale do wszystkich skarg trzeba się odnosić, odpowiadać, zachowując terminy. Jeśli się spóźnisz – płacisz karę.

Osobna historia to domaganie się przez osadzonych leków – na sen, uspokajających, na zgagę, skurcze.

– Niektóre wizyty u mnie trwają 30 sekund. Wchodzi więzień, mówi dwa słowa: bezsenność, hydroksyzyna. Albo jedno słowo: prazol. I tyle. Muszę takiemu człowiekowi wydać tabletki, nie mogę odmówić. W zakładzie schodzą miesięcznie kilogramy hydroksyzyny. A o handlu opioidami to całą książkę można napisać – opowiada.

Taka historia: mniej więcej o 16.30 funkcjonariusz wprowadza do gabinetu ogromnego gościa. Dwa metry wzwyż, trzy metry wszerz, tatuaż na tatuażu.

– Co pana do mnie sprowadza? – pyta Robert.

– Klonazepam i tramadol – pada odpowiedź.

Lekarz w śmiech.

– Nigdy w życiu.

– Dobra, nie świruj koleżko, bo za tydzień wychodzę – słyszy Robert.

Zna te sztuczki doskonale, więc prosi strażnika, żeby wyszedł z gabinetu.

– Po jaką cholerę ci leki, skoro nic ci nie jest? – dopytuje.

– Na handel. Klonazepam kosztuje. 2 mg to 10 papierosów, 0,5 mg to 2 papierosy. A to samo, tylko że kruszone, to połowa ceny – tłumaczy skazany.

Szczerością nic nie ugrał, tabletek nie dostał. Handel jednak kwitnie. Niektórym nie sposób nie wydać leku, bo cierpią na choroby nowotworowe. Pewien więzień sprzedawał więc swoje leki podczas służenia do mszy. Chował tabletki w gaciach, w trakcie posługi wymieniał je na kawę i papierosy. Strażnicy wiedzą o tym procederze, więc jest zalecenie, aby przed wydaniem leku kruszyć tabletki. Lament jest wtedy przeogromny. Niektórzy piszą skargi. Że kruszony to nie działa, że od kruszonego ich dusi i kaszlą.

– Jeden wielki cyrk. Mało który lekarz wytrzymuje w kryminale dłużej niż dwa lata – mówi Robert.

Roczny budżet więziennego ambulatorium w zakładzie Andrzeja i Grzegorza to ćwierć miliona złotych. Kwota pokrywa wszelkie koszty badań przeprowadzanych poza murami, koszty wizyt lekarskich u specjalistów oraz pensje dla zatrudnianych na podwykonawstwie lekarzy. Przyjeżdża tu czterech internistów, pediatra (są oddziały kobiece, za murami funkcjonuje więc dom dziecka), ginekolog, stomatolog i psychiatra. Wszystko z budżetu Ministerstwa Sprawiedliwości. Dodatkowo miesięcznie przeznacza się trochę ponad 10 tysięcy złotych z budżetu Okręgowego Inspektoratu SW na utrzymanie więziennego ambulatorium: zakup podstawowych leków, strzykawek, badania przeprowadzane w zakładzie. Jeśli kwota okazuje się niewystarczająca, dyrektor zakładu powiększa ją z własnego budżetu.

Jak jest u ciebie?

Już po apelu, dyrygujesz z wartowni. Wysyłasz osadzonych na zabiegi do ambulatorium, do lekarza, na msze, spacery, widzenia. Nie ma jednak dnia, żeby w zakładzie nie działo się coś awaryjnego, bezpośrednio związanego ze służbą zdrowia.

– Jej specyficznych, więziennych mechanizmów nauczyłem się na pamięć. Skazani to w dużej części symulanci, cwaniaki i osoby chcące pewnymi zachowaniami coś ugrać – mówi Andrzej.

– Na przykład?

– Facet przychodzi do wychowawcy i prosi o prawo oglądania telewizji przez pół godziny dłużej. Wychowawca zgody nie udziela, szamak się drze: „Tak?! To teraz, kurwa, zobaczysz!”. Idzie do celi i lekko podcina sobie żyły. Często jest tak, że aby nie mieć dalszych problemów, wychowawca udziela zgody. Dostałem wezwanie na oddział w podobnej sytuacji. Wchodzę do celi, skazany krzyczy i płacze: „Jezu, ratujcie! Przesadziłem!". Chciał się lekko pociąć, a chlasnął tak, że mało sobie dłoni nie urąbał. Krwią sikał po sufit. Wstępnie go opatrzyliśmy, skończyło się konwojem do szpitala. Samookaleczenia, zasypki oczu, połyki, podcinanie żył – to częste przypadki. Pewna kobieta skarżyła się na przykład na ból oczu – badanie wykazało, że w gałki wbiła sobie szpilki. Po niedługim czasie oślepła.

Wielki problem to też przeładowanie więzienia. Pielęgniarka nie ma przez to czasu, aby zająć się wszystkimi. Osadzony od rana bije klapę (wzywa oddziałowego), żeby podać mu tabletkę na ząb. Pielęgniarka się nie wyrabia, o 15.30 idzie do domu, a my zostajemy z tym sami. Facet przez ból zęba jest pobudzony, lejce mu puszczają, zaczyna rzucać taboretami po oknach. Trzeba interweniować, a można było załatwić to jedną wizytą pielęgniarki albo spowodować, żeby przyjechał dentysta. Zdarzają się też o wiele poważniejsze sytuacje.

Poniedziałek. Pod bramę podjeżdża biała suka. Na burcie symbol SW. Ekipa z Wronek przywiozła gościa. Recydywa, R1. Wytacza się z auta, nogi i ręce skute łańcuchami. Grzesiek pyta:

– Jak jest u ciebie?

– Git.

Okej, czyli szamak. Grypsujący. Za pierwszym razem siedział za bandyterkę. Grzechu czyta papiery i oczom nie wierzy. Przecież za drugim razem przybili mu artykuł 200, czyli gwałt na nieletniej. Na trzynastoletniej dziewczynce. Taki człowiek jest w więzieniu traktowany jak śmieć. Najgorzej. Osobie spoza zakładu trudno to sobie nawet wyobrazić. A on ma teraz czelność i odwagę zapisać się do grypsujących?

– Ty, kurwa, jesteś pewny? – dopytuje Grzegorz.

– A co, niewyraźnie powiedziałem, panie dowódco?

Okej, będą z tego problemy, prędzej czy później będzie z tego kwas. Mijają dwa dni, z Wronek przyjeżdża kolejny konwój.

– Szybko się połapali na oddziale, że facet siedzi za gwałt na dziecku – mówi Grzegorz. – Jest taki nieformalny więzienny obowiązek: każdy nowy skazany wchodzący do celi, musi mieć „białko". Czyli kartkę z wyrokiem. Jeśli nie ma albo nie chce pokazać, więźniowie od razu jadą z nim jak z furą gnoju. Ma przesrane na całej linii, bo jest podejrzenie, że to ucho albo gwałciciel. Każdy skazany bardzo dba więc o to, żeby „białko" mieć. Poza tym środowisko jest hermetyczne. Znają się policjanci, dziennikarze, artyści – tak samo znają się więźniowie. Tu się wie, kto za co siedzi. Bandyta to zawód. Kontaktują się ze sobą. No i poszedł gryps: „Chuja szamak, dzieciojebca". Osadzeni napisali do wychowawcy prośbę o możliwość organizacji turnieju w brydża. Na turniej zapisało się dwunastu najgorszych skurwieli, jacy u nas siedzieli. Pani wychowawca nie zachowała czujności i to klepnęła. Poszli w dwunastu i do dziś cały oddział się śmieje, że jeden przegrał w karty. Na świetlicy nie ma monitoringu. Jest tylko na korytarzu. Kilka dni później oglądałem zapis z tej kamery. Wyglądało to tak, jakby mój kolega wyciągnął ze świetlicy zwłoki. Po prostu: dwunastu potężnych recydywistów zgwałciło i pobiło tego pedofila. Rozmazali go. Miał ściągnięte spodnie, więc jak wstał, krew leciała mu z odbytu. Pękła mu dupa, połamali mu dziewięć żeber, nogę, miał krwiaka mózgu. Zeznał jednak, że chciał otworzyć okno, stanął na taborecie i się przewrócił. Na sygnale powieźli go na SOR, później przez kilka miesięcy leżał jeszcze w szpitalu więziennym. Wrócił do nas.

– Jak jest u ciebie? – padło pytanie.

Nic nie odpowiedział. Trafił do celi gwałcicieli, pod tak zwaną ochronkę.

Nie wyglądasz jak Święty Piotr

– 68 pilnie na ósemkę! Pilnie!

Grzechu biegnie przez zakład. Mokry dzień. Wpada na oddział, zrzuca z siebie przeciwdeszczową pelerynę. Oddziałowy melduje: – Odjebało temu narkomanowi spod dwudziestki. Cały się pociął, nie chce nikogo do siebie wpuścić. Jeszcze chwila i kopnie w ramy!

– Jak to, kurwa, nie chce? To trzeba zrobić tak, że zachce.

– Pierdolę tam włazić, on pluje we wszystkich krwią! – słyszy Grzesiek.

To dość istotny problem, gdy skazany nosi w sobie wszystko, co najgorsze. Nie wyłączając HIV i HCV.

Jeszcze się taki nie urodził, któremu więzienie by nie doskwierało. Samotność i odizolowanie to czynniki rozmiękczające największych cwaniaków. Osadzeni nie wytrzymują, pękają. Najczęściej dokonują wtedy samouszkodzeń. Na przykład: pocięcia. Chłopak wyjął więc żyletkę z maszynki jednorazowej i calusieńki się pochlastał. Nawet nie tyle się ciął, co drapał, rwał skórę. Żyletka w pewnym momencie przestała mu wystarczać. Chwycił za plastikowy, połamany nóż. I tym nożem drapał się tak mocno, że wchodził w ciało na centymetr. Grzesiek patrzy na niego przez wizjer i widzi jedną, wielką, cieknącą, zakaźną ranę. Od czubka głowy po stopy – cały jest porwany. W zakładzie widział już wiele, ale czegoś takiego – nigdy.

Co robić? Strażnicy mają przecież obowiązek mu pomóc. Muszą coś zrobić, żeby się nie wykrwawił. Każda próba wejścia do pomieszczenia kończy się jednak tym, że facet krew z pociętych rąk bierze do ust i pluje nią na oślep. W strażników, w pielęgniarkę, która przybiegła z ambulatorium. Po 15 minutach pojawia się pogotowie.

– Jak się wykrwawi, to straci przytomność. Wtedy wejdziemy. Może przeżyje, może nie – mówi lekarz z karetki.

Grzesiek wpada na inny pomysł: na zmianie jest Radek! Wielki strażnik pochodzi z miejscowości narkomana. Nawet się trochę znają. Może jemu się uda? Kilka minut później na oddział wchodzi 120 kilo żywej wagi. Biceps o obwodzie sprinterskiego uda, w barach szeroki jak autostradowa obwodnica Berlina. Nawet się nie waha.

– Odsuń się, włażę. Daj mi tylko rękawicę.

Uchyla drzwi. Reakcja narkomana zdradza, że rzeczywiście się znają. Radek bardzo powoli się do niego zbliża, roztrzęsiony chłopak przez chwilę jest spokojny, ale znów zaczyna szaleć. Zanim jednak zdąży nabrać krwi do ust – błyskawiczny, potężny strzał z plaskacza powali go na ziemię. Musiało mu mocno zadzwonić w uszach, bo oporu już nie stawia.

– Zaopatrzyli go i wywieźli do szpitala. Przeżył. Po jakimś czasie wrócił do zakładu, cały poszyty. Do dziś śni mi się po nocach jego zakrwawiona twarz z połamanymi zębami, krwią cieknącą z końca nosa i wybałuszonymi oczami – wspomina Grzesiek.

Tak samo zresztą jak gość, którego wiózł „na kukułach" na szpitalny oddział ratunkowy. Pewnego dnia do zakładu przyjeżdża konwój. W konwoju – facet. Grzesiek czyta papiery. Gość pokręcony jak w amerykańskich filmach, jak z *Milczenia owiec*. Skazany za wielokrotne gwałty, na dodatek za usiłowanie zabójstwa jednej z ofiar. W tym samym czasie w zakładzie wyrok odsiaduje skazana z podobnymi zaburzeniami. Na wolności umawiała się na seks z kobietami i na pierwszym spotkaniu brutalnie gwałciła swoje wybranki. Wiadomo – dwie podobne dusze, więc się do siebie przyciągnęły. Postanowili się hajtnąć za kratami. Przyjechał urzędnik, odprawiono ceremonię. Najważniejsze było jednak to, co nastąpiło po sakramentalnym „tak".

– Dyrektor zakładu pozwalał w takich sytuacjach na noc poślubną. Odbywała się w dzień. Małżonkowie dostawali do dyspozycji na godzinę pokój do bezdozorowych widzeń. Zamknęli się w nim. Po pewnym czasie strażników przed drzwiami stawia na równe nogi niesamowity krzyk, pisk. Jakbyś nadepnął na łapę psa i z niej nie schodził. Wpadają do pokoju, a tam wszystko we krwi. Podłoga bordowa, baba we krwi, facet leży, zwija się z bólu i się wydziera. Chłopaki patrzą i nie wierzą: odgryzła mu kawał kutasa! Po prostu wyżarła mu pięć centymetrów fujary! – opowiada Grzesiek. – Wtedy nie byłem jeszcze dowódcą, jeździłem czasem w konwoje. Szef kazał mi pobrać broń, przygotować auto. Pielęgniarki przybiegły z ambulatorium, zaopatrzyły tego gościa pieluchami i wrzuciły mi go na pakę. „Kukuły" odpalone i jazda na SOR. Prawdziwa komedia rozpoczęła się w szpitalu. Nie umiem sobie nawet wyobrazić, jaki ból czuł ten facet. Lekarze nie byli jednak skorzy, aby w miarę szybko go opatrzyć. Wszyscy zbiegli się do pomieszczenia, w którym leżał, i wyli ze śmiechu. Łapali za komórki, wydzwaniali kumpli z innych oddziałów. „Ty, kurwa! Gdzie ty jesteś?! Aha. No to dawaj szybko z tej gastrologii do mnie! Mamy tu faceta, któremu baba kutasa odgryzła!". I śmiech. Przez prawie godzinę się zbiegali, gapili, robili zdjęcia. Dla nich byłem tylko zwykłym klawiszem, najlepiej jakbym się w ogóle nie odzywał, ale w końcu mówię: „Ludzie, kurwa! Jak on tu zaraz zejdzie, to przejebane będziemy mieli wszyscy: i ja, i wy! Zróbcie z nim coś w końcu". Opanowali się, zaszyli go bez znieczulenia. Wróciliśmy do kryminału.

Nieszczęśnika zastała po powrocie kolejna przykra informacja. Jego żona po burzliwej godzinie poślubnej postanowiła się z nim rozwieść. Z rozpaczy facet chciał popełnić samobójstwo.

– A że był niebanalny, wymyślił niebanalny sposób. Splótł folię aluminiową w dwie nitki, przypiął je do sutków, po czym włożył do kontaktu. Pierdolnęło go tak mocno, że wyprostowało mu wszystkie włosy na ciele, a fazę wyjebało na całym oddziale. Inny osadzony, jak to zobaczył, zaczął się wydzierać, wołać oddziałowego. To była noc, przybiegłem z wartowni. Otwieramy celę, wchodzimy, on leży osmolony i rozczochrany. Patrzy na mnie i mówi: „Kurwa, nie wyglądasz jak Święty Piotr. Nie udało mi się, co?".

No nie udało. Znów kabaryna, znów „kukuły". Kolejny konwój do szpitala.

Wieczna walka

Ugłaskane określenia tej rzeczywistości nie oddadzą. Po prostu: praca pielęgniarki w kryminale jest przesrana. Pani Magda też tak uważa. Wcześniej pracowała w szpitalu. Tam obok siebie zawsze miała lekarza. Gdy coś się działo, nie podejmowała decyzji. Wykonywała tylko polecenia. A w zakładzie? Jest sama. Zanim przyjedzie pogotowie, wszystko zależy od niej. Życie albo przecieknie przez palce, albo w porę uda się je chwycić.

Magda: – Niektóre zdarzenia, choć miały miejsce nawet 20 lat temu, wciąż widzę ostro.

Stała w ambulatorium i szykowała leki do wydania, gdy zadzwonił telefon. W słuchawce, że kobieta zasłabła, że nie ma z nią kontaktu, że prosimy o pomoc, byle szybko. No to się zebrała, pognała na oddział. Tam – starsza pani. Wyglądała, jakby straciła przytomność i osunęła się na ziemię po drzwiach od kącika sanitarnego. Kolejne dwa kroki, Magda przyjrzała się przedmiotowi ledwo wybijającemu się spod bujnych, kręconych włosów.

– Ludzie! Ona wisi!! Dawać nóż!! – krzyknęła i rzuciła się na ratunek.

Odcinanie sznura przywiązanego do klamki, reanimacja, karetka. Za późno.

– Siedziała długo, w końcu miała wyjść na wolność. W normalnym świecie nie miała już nikogo. Powiesiła się z rozpaczy, samotności i strachu – wspomina pielęgniarka.

Dzień pracy zawsze zaczyna się od przygotowania leków. Potem ich rozdawanie po oddziałach. Pilnowanie, żeby każdy wszystko połknął, popił wodą.

Magda: – Osadzeni to cwaniaki. Potrafią przez dłuższy czas uzbierać garść klonazepamu albo Relanium. A później łyknąć wszystko naraz i chodzić na haju. Albo gorzej – połknąć tego jeszcze więcej i targnąć się na życie. Długo nie mogłam przestawić się z myślenia szpitalnego, gdzie pacjent jest najważniejszy i pielęgniarka robi wszystko, żeby ulżyć mu w cierpieniu. W więzieniu 90 procent przypadków to próba wykołowania pielęgniarki albo lekarza. Osadzeni kombinują. Mają na to dużo czasu, jeden drugiemu podpowiada. To wieczna walka.

Po wydaniu leków – planowe zabiegi. Strażnicy doprowadzają skazanych do ambulatorium na zastrzyki, zmiany opatrunków, pomiary ciśnienia. Później – jeśli to dzień przyjęć, asystowanie lekarzowi. Na koniec dniówki – przygotowanie i rozdanie wieczornych leków. Czasem wypada jakiś konwój do specjalisty w szpitalu.

– Ciężkich sytuacji było wiele. Gdy do aresztu trafiali narkomani albo alkoholicy na głodzie, to była kilkudniowa męka dla wszystkich. Zatrzymani walczą z zespołem odstawiennym, wszystko ich boli, pocą się, jest im zimno. Pielęgniarka może podać co najwyżej tabletki przeciwbólowe i coś na uspokojenie. Totalna masakra, bo taka osoba wydziera się z bólu na cały zakład. W celi musi być z innym więźniem ze względów bezpieczeństwa. Ten drugi nie może więc spać, wkurza się, czasem boi. Do tego trzeba co pół godziny zaglądać, sprawdzać, czy osadzony niczego sobie nie zrobił. Kryminał to też wieczna walka z wszami, robalami, świerzbem. Kiedyś przyjechała do nas skazana z wszami łonowymi. Akurat przyjmowałam z ginekologiem. Mówię mu więc: „Z wywiadu pielęgniarskiego wynika, że pacjentka ma wszy łonowe". Pomyślałam sobie: kurczę, chyba lepiej, żeby wiedział. Ale była awantura! Zadyma niebywała, bo osadzonej się nie spodobało, że powiedziałam to lekarzowi na głos.

W tej robocie klucz to bardzo ograniczone zaufanie. Nigdy nie wiadomo, kto jest nosicielem jakiej choroby.

Magda: – Przy kontaktach seksualnych, które za murami między osadzonymi się zdarzają – przede wszystkim damsko-damskie, ale czasem w miejscach pracy także damsko-męskie – choroby mogą się rozprzestrzeniać. Mówię o chorobach grubych, przede wszystkim HIV i HCV.

Do zakażeń dochodzi też przez nielegalnie wykonywane tatuaże. Dla funkcjonariuszy niesamowicie stresujące są sytuacje, gdy podczas przeszukania zdarzy się czymś zakłuć. Wtedy od razu organizuje się konwój do szpitala na oddział chorób zakaźnych. Tam przyjmuje się tabletkę antyretrowirusową, później wyniszczające wątrobę leczenie zapobiegawcze. No i jest stres. Bo czekasz na wynik i nigdy nie wiesz, czy przez nieuwagę nie zbabrałeś sobie życia.

– Co jest największym problemem więziennej służby zdrowia? – pytam Andrzeja.

– Nie da się wymienić jednej rzeczy.

– Spróbuj.

– Symulanci i cwaniaki.

Więźniowie udają choroby na potęgę. Powodów jest milion. Jedni robią to z nudy. Nocną przejażdżkę do szpitala traktują jak szkolną wycieczkę. Inni od roku nie widzieli kobiety, więc wymuszają wyjazd, żeby powąchać pielęgniarkę. Jeszcze inni robią na złość strażnikom.

– Cywil nie zdaje sobie sprawy, jak wielki jest to problem dla strażnika więziennego. Szczególnie dla dowódcy zmiany. Od wieczora przez całą noc nie ma w zakładzie ani lekarza, ani pielęgniarki. Decyzje w sprawie konkretnych kroków – wezwania pogotowia bądź nie – podejmuje właśnie dowódca. A skąd on ma wiedzieć, czy zgłaszający ból brzucha złodziej ściemnia, czy może rzeczywiście pękła mu śledziona? Wezwiesz karetkę, to okaże się, że więzień po raz dziesiąty w miesiącu symulował. Wszyscy będą wściekli, szpital wystawi rachunek na 2 tysiące złotych. Nie wezwiesz, to jesteś cały w stresie. Rozmyślasz: a co, jeśli gość nie symulował i przez ciebie umrze? Przecież wsadzą cię za to do więzienia. Trzeba się z tym zmagać co służbę – mówi Andrzej.

Grzegorz: – Kodeks karny wykonawczy pozwala, ale nie nakazuje, administracji zakładu obciążyć skazanego za bezpodstawne wezwanie pogotowia. Tylko że to bez sensu, bo ci ludzie w życiu nie widzieli choćby złotówki. Kilka razy wdrożono procedurę, ale gdy skazany nie miał z czego zapłacić, dobijano mu kilka miesięcy do wyroku. A on ma w dupie dodatkowe dwa miesiące, bo i tak siedzi 25 lat. I symuluje dalej. Procedura umarła śmiercią naturalną, a my zostaliśmy z gigantycznym problemem. Dowódca nigdy nie ma na zmianie tylu ludzi, żeby non stop wysyłać kogoś w konwój do szpitala. Gdy jadą trzy osoby, trzy osoby trzeba uzupełnić do zmiany. Obojętnie czy o osiemnastej czy o trzeciej w nocy, trzeba dzwonić po ludziach. Powstaje z tego gigantyczny bałagan. Trzeba więc jakoś sobie z symulantami radzić. Nazywamy to rozwiązaniami praktycznymi.

Grzesiek był wtedy młodym zastępcą dowódcy, a jego szef nigdy na nic się nie denerwował. Mówił pooowoooli, spookoojnie. Nie podnosił głosu. Zakład śmiał się, że ma amputowane nerwy. Niektórzy powiedzieliby, że jest flegmatyczny, ale inteligentny i kreatywny. Maj, całkiem spokojna nocka. Około godziny 22. Na wartowni sygnał telefonu.

Oddziałowy: – Zbychu Maliniak zgłasza, że piecze go w mostku – słyszy młody zastępca. Maliniak, za kratami od dekady, doskonale wiedział, co gadać. Znał objawy, bo kiedyś przeszedł zawał. Teraz nie było dnia, żeby nie symulował. Gdy zgłaszał, że piecze go w klatce, strażnicy nie mieli innego wyboru: musieli dzwonić po karetkę. Przyjechała i tym razem, zabrała go do szpitala. Mijają dwie godziny, z oddziału ratunkowego dzwoni lekarz.

– Kurwa, ludzie! Weźcie wy się opanujcie! Dajcie gościowi jakąś tabletkę, a nie nam syf tu po nocy robicie. Przecież ten chłop jest u nas trzeci raz w tym tygodniu, a nic mu nie jest. Jak nie może spać, to znajdźcie mu inną atrakcję niż wycieczki na pogotowie! – W głosie lekarza słychać irytację. Koniec połączenia. Grzesiek przekazuje dowódcy, o co chodzi.

– Doobrze, Grzesiu. Nooo to my teraz wyleeeczyymy pana Maliniaka – mówi tajemniczo dowódca, po czym posyła chłopaka po dwa białe fartuchy na kuchnię. – Jeden fartuch będzie twój, drugi mój. Wyciągnij, proszę, dwie białe szmaty do czyszczenia broni. Zrób z nich dwie opaski. Tobie z chińskimi napisami, a mi z napisami i z czerwoną kropką na czole, bo ja będę ordynatorem.

No i się zaczyna. Przyjeżdża suka z Maliniakiem. Dwóch strażników bierze go do pomieszczenia kontrolnego. Przekładają go przez stół, ściągają portki i trzymają. Dowódca mówi do Grześka na tyle głośno, żeby pacjent słyszał: – Będziemy go teraz badać. Weź pałkę szturmówkę osiemdziesiątkę, namocz ją w oleju.

Dowódca siada koło osadzonego. Chłopaki muszą go mocno trzymać, żeby im się nie wyrwał.

– Zbyyysiu, jeśli ty tak bardzo chorujesz, a lekarze w szpitalu nie potrafią ci pomóc, to może my ci pomożemy? My cię zbadamy – dowódca informuje więźnia i mówi do Grześka: – Panie doktorze, proszę wprowadzić wziernik.

– Nie jestem na tyle pierdolnięty, żeby chłopowi wsadzać coś do dupska. Chciałem go tylko postraszyć, więc tą pałką pomerdałem mu po gołych pośladach. Jezu, jak on się zaczął drzeć! Szarpać! Dwóch chłopaków po sto kilo nie dało rady go utrzymać, w końcu się wyrwał. No i biega z gołą fujarą po paczkowni, my w tych białych fartuchach i z opaskami na czołach za nim. „Kurwa, ja wam teraz pokażę, wy chuje! Skargę do prokuratury na was napiszę! Pozamykają was!!"– tak się darł. A dowódca, siła spokoju, mówi do niego: „Zbyysiu. Ale weź ty pomyśl. Napiszesz skargę do Centralnego Zarządu Służby Więziennej, że dwóch chińskich doktorów włożyło ci pałkę do dupy? Pan major w Warszawie, który będzie to czytał, to wiesz, co pomyśli? Ale pojebany złodziej!!".

– Ten teatr zadziałał, nawet nie wiesz jak bardzo. Skazani obserwują strażników jeszcze dokładniej niż strażnicy więźniów. Potrafią wyliczyć, kto kiedy ma służbę. Wiedzieli, z kim i na co mogą sobie pozwolić. Maliniak na innych zmianach dwa, czasem trzy razy w tygodniu jeździł do szpitala. Ale na naszej – nigdy. Nawet tabletki na głowę nie chciał. Kiedyś zamieniłem się na służby z koleżanką. Wziąłem za nią dniówkę, a ona za mnie – nockę. Maliniak oczywiście o tym nie wiedział. Nieświadomy znów zgłosił, że ma zawał. Na wartownię zadzwonił oddziałowy i mówi, że trzeba wzywać karetkę. „Nie będę nigdzie dzwonił, sam się przejdę" – powiedziałem. Wchodzę do celi i pytam: „Zbysiu, co się stało? Co cię boli?". Tylko popatrzył na mnie zszokowany i odpowiedział: „Wie pan, kurwa, co, już nic. Wszystko jest dobrze".

Podobnych historii w przyszłości Grzesiek będzie miał na pęczki. Jak choćby ta: wezwanie na oddział do więźnia skarżącego się na ból brzucha. Idzie. Wizjer. Zasuwa górna, zasuwa dolna. Współwięźniowie mówią: – Panie dowódco, chłop krwią pluje! Chuj wie, chyba umiera!

Procedura nakazuje, aby w takiej sytuacji dzwonić po pogotowie. Przyjechała karetka, w niej lekarz. Prywatnie – mąż nauczycielki, dobry znajomy strażników, bo w zakładzie pojawiał się najmniej raz w tygodniu. We wstępnej rozmowie wyszło, że skarżący się na ból skazany odsiaduje wyrok za... zabójstwo nauczycielki. Poza tym kompletny tłuk. Co mu się nie powie, od razu łyka. Oddziałowy wyprowadził trzech współwięźniów na świetlicę, lekarz bada skazanego. Od razu widzi, że to ściema. Wiedząc jednak, za co skazany odsiaduje wyrok, a przy okazji – znając realia i wiedząc, jak wielkie problemy sprawiają strażnikom i obsługom karetek symulanci, mówi:

– No, chłopie... Dla ciebie to już nie ma ratunku...

Szok, pewnemu swego więźniowi nagle osuwa się grunt pod nogami.

– Ale jak, kuwa, nie ma ratunku?! Co, kuwa, nie ma ratunku? – dopytuje.

– No nie ma. Kilka godzin, może kilka dni, i kopniesz w ramy.

– Ale jak to, kuwa?! To mnie jakoś wyleczcie, no nie?!

Lekarz jednak dalej, że nie ma takiego zastrzyku, który by wyleczył tę chorobę. Rzucił jeszcze wietnamską nazwę, żeby było poważniej. W końcu mówi:

– Ale wiesz co? Jest taki stary, babciny sposób. Trzeba wziąć do ust dużą garść herbaty, zagotować wodę i bardzo powolutku zalewać tę herbatę wrzątkiem i to połykać. Tylko pamiętaj, bardzo powolutku, żebyś się nie poparzył!

Strażnicy tłumią śmiech. Lekarz też nie daje po sobie poznać, że robi sobie jaja. Nawet nie pomyślał jednak, że więzień jest aż tak głupi, żeby w to uwierzyć. Jeszcze chwila gadki, w końcu wszyscy wychodzą z celi. Doktor siedzi w dyżurce, wypełnia stos papierów, rozmawia z dowódcą, piją sypaną siekierę. Domofon. Cela symulanta. Ruszają całą ławą: dowódca, oddziałowy, lekarz. Otwierają drzwi, a tam gość z pyskiem pełnym herbaty pluje fusami.

– Panie dowódco, czajnik mi się spierdolił. No i co mam teraz, kuwa, zrobić?!

Klawisz to nie debil

– Gdyby przeanalizować wszystkie działy SW, służba zdrowia okazałaby się największym burdelem. Odbija się to na funkcjonariuszach. Kto idzie na emeryturę, odchodzi ze służby jako psychiczny wrak. Gdyby ktoś się wziął za te chore procedury w więziennej służbie zdrowia i chciał naprawić system, miałby ogrom pracy. A przy tym musiałby mieć niesamowitą wiedzę praktyczną. To jest zadanie skrajnie trudne, więc nie zmieni się nic – uważa Grzesiek.

Andrzej: – Zakład wali na łeb. Klawisze odchodzący na emeryturę, szczególnie ci z pierwszej linii frontu, są zwichrowani. Mają stwierdzone depresje, nerwice. Ja walczę z neurastenią. Każdy świadomy, dbający o swoje zdrowie funkcjonariusz, od pewnego momentu regularnie leczy się w poradni zdrowia psychicznego. Powodów jest multum. Jedziesz do pracy i myślisz: co strasznego spotka cię dziś w zakładzie? Oby się tylko nikt nie powiesił... Oby się nikt nie pociął... A przecież cięli się, wieszali. Nie masz na to wpływu, a i tak możesz być za to wywalony z pracy. Poza tym – ciągła walka z osadzonymi. Masz zrealizować porządek dzienny, a oni mają to w dupie. Przykład? Trzeba przenieść jednego więźnia do innej części zakładu. A on ani myśli iść. Wyskakuje do ciebie z pięściami. Używasz więc przymusu bezpośredniego, po czym on pisze skargi, prześwietla cię prokurator, prowadzone jest postępowanie. Nigdy nie wiesz, jak się takie coś skończy.

Magda: – Kryminał to miejsce toksyczne. To chyba przez ciągłą presję, permanentny stres z każdej strony – przełożonych i osadzonych. Biedny funkcjonariusz miota się, czuje zewsząd zagrożenie i wariuje. Nie umiem wytłumaczyć, jakim cudem wytrzymałam tam prawie 20 lat. Mogę tylko powiedzieć: dla mnie są to lata stracone.

Andrzej mimo wszystko lubił swoją robotę.

– Przez lata wypracowałem sobie szacunek i u strażników, i u więźniów. Dziewięćdziesiąt procent problemów rozwiązywałem stanowczością i stosowaniem procedur. W społeczeństwie funkcjonuje opinia, że klawisz to debil, który bije skazanych. To efekt filmów, w których strażnik więzienny niemal zawsze jest źle przedstawiany. A to nieprawdziwy obraz. Służba więzienna to najlepiej wykształcona służba mundurowa. Trzydzieści procent zatrudnionych ma wyższe wykształcenie. Żeby sobie radzić za murami, musisz mieć wiedzę z różnych dziedzin, od psychologii po prawo. Przecież za kraty trafiają nie tylko głupcy. Siedzą prawnicy, lekarze, sędziowie. Z nimi też trzeba sobie dawać radę, przewidywać ich zachowania, dogadywać się. Ile ja się w życiu nasłuchałem tekstów w stylu: „Ha, klawisz! 15 lat popracował i poszedł na emeryturę. A chuja robił!". Wyzywali mnie od gestapowców, gadów, wyśmiewali. A ja toczyłem codzienną walkę z tysiącem morderców, najgorszych bandytów, żeby ludzie na wolności mogli czuć się w miarę bezpiecznie.

– Strażnik więzienny to poza tym też człowiek. Czuje, ma rodzinę. Jakbyś się poczuł, gdybyś od psychopaty usłyszał: „No, piękny ma pan samochód, piękny opelek. No i że codziennie wozi pan córkę na basen? Też piękna sprawa! Pan lepiej uważa, żeby córka się tam nie utopiła"? Albo gdybyś po prostu czytał akta kobiety, która wrzuciła własne dziecko do worka po nawozie, obciążyła go kamieniami i utopiła w rzece? To wszystko osadza się w głowie. Od pewnego czasu jestem już na emeryturze, ale sny o zakładzie męczą mnie do tej pory. Prześladuje mnie koszmar, że dzwonią do mnie z kryminału i proszą, żebym szybko przyjechał, bo nie dają sobie rady. Jadę i orientuję się, że nie mam munduru i nic nie umiem. Gdy im o tym mówię, obrażają się. I drugi koszmar: chcą mnie zamknąć do więzienia, bo po samobójstwie złodzieja postąpiłem wbrew procedurom.

– I co, zamykają?

– Nie wiem, zawsze wcześniej się budzę. I tak non stop. Od jedenastu lat.

Przepraszam za przekleństwa.
Bez nich tekst o życiu Magdy, Grześka i Andrzeja byłby niepełny.
Imiona, nazwiska i miejsca zostały zmienione.

Kto tu trafia, już nie wychodzi.
Gostynin – miejsce jak z chorego snu

Zbychu ma: na liczniku ponad 30 lat w zakładach karnych, dżinsowe spodnie, ciemnoniebieską koszulkę, siwe włosy, kumpla ze Sztumu w pokoju i kilkadziesiąt nagród literackich w gablocie. Zbychu nie ma już: żony, kontaktu z córkami i zębów. Wciąż jednak wierzy – tak samo jak Darek i Bogdan, czyli inni pacjenci Krajowego Ośrodka Zapobiegania Zachowaniom Dyssocjalnym – że stąd wyjdzie. Odważnie, bo do Gostynina się tylko przyjmuje. Z Gostynina się nie wypuszcza.

Początek

Zapnij kurtkę, to wyjątkowo zimny piątek. Za oknem dzieciaki ślą w niebo kolorowe resztki sylwestrowej nocy, TVN daje kolejny odcinek *Na Wspólnej*, w *Wiadomościach* było o jakimś planie Hausnera i słabych skokach Małysza w Hakubie. Prószy śnieg, z kominów jednorodzinnych domów unosi się styczniowy spokój. Ciszę mąci (według akt i zeznań) walenie do drzwi. Jest koło dziewiątej wieczorem. Kilka bardzo wolnych kroków do judasza, rzut oka. To ten młody, co z więzienia wyszedł niedawno. Czego chce? Może coś złego stało się jego matce? Puszczają dwa zamki, uchylone drzwi to wyrok skazujący. Chłopak rusza, kobieta traci równowagę, upada.

– Bierz mnie, ty stara kurwo! Bierz mnie!

Bije ją, ciągnie do pokoju. Rzuca na łóżko.

– I tak zrobię, co będę chciał. Później cię zakopię i nikt nie będzie wiedział gdzie!

Rozpina rozporek.

Życie topione bądź puszczane z dymem

Miejscowość – dziura, rodzina – rozbita, podwórko jak ruchome piaski – niebezpieczne i wciągające. Były ucieczki z domu, wagary, szybko pojawił się alkohol. Kilkudniowe ciągi kończył szczaniem w łóżko, tydzień potrafił chlać z kumplami. Browar, dobitka wódą. W aktach sprawy pojawiają się też lampki wina, ale każdy wie, że tanie wino wali się z plastiku albo „centrali". Amfetamina (doustnie), kokaina (doustnie), matka uważa, że heroinę też wstrzyknął w swoje życie. Ściągnęła więc do mieszkania lekarza na trzydniowe, prywatne odtruwanie. Syn jęczał, z bólu mięśni wędrował po ścianach. Po kilku dniach zaprowadziła go do poradni uzależnień.

– Niepotrzebne mi to, mama. Sam dam radę, mama. Serio, mama.

Mama uwierzyła, chwilę później wiedziała, że nie da.

Cześć, poznajcie się, to Darek.

Pierwszy wyrok przybito mu za czasów zabawy w żołnierzyki. Na przepustce poszedł na dyskotekę, spotkał dziewczynę. Najpierw tańce, później romantyczna przejażdżka dyskotekowym autosanem. W drodze powrotnej do domu, napompowani alkoholem i hormonami, poszukiwali miłości na osiedlu między blokami. Tam, wiecie gdzie, koło murka, na którym swoje życie raz topili, raz puszczali z dymem. Siadła mu na kolana w towarzystwie pustych puszek i kiepów po najtańszych szlugach.

– Chciała tego, ale mnie poniosło.

– Zgwałciłeś ją?

– W trakcie nie protestowała, nie wołała o pomoc. Po wszystkim powiedziała, że mogłem to zrobić inaczej. Odprowadziłem ją do domu. Ale mogła się poczuć zgwałcona.

Lekarz stwierdził u niej krwiak na lewym policzku pod okiem, otarcia naskórka tylnego krocza przy wejściu do pochwy. Policja wpadła do niego na chatę następnego dnia przed południem (na pewno przed południem, bo stary jeszcze nie wrócił z giełdy). Darek, lat 19, usłyszał wyrok: cztery lata pozbawienia wolności, na twardo. Zwolniono go warunkowo po prawie trzech.

Znalazł robotę, nic wymagającego, ale pojawiła się nadzieja na ułożenie zbabranego życia. Esperal na pewien czas pozwolił się rozwieść z gorzałą. Po pięciu miesiącach na wolności dopisał jednak kolejny rozdział w aktach. Sam zeznał, że on wtedy nie był w miejscu, o którym mówiła ta dziewczyna. Postawiono mu jednak zarzut: dusząc młodą kobietę, doprowadził ją do obcowania płciowego, spowodował przy tym obrażenia ciała. Areszt po kilku miesiącach zamieniono na dozór policyjny. Wyszedł, minęło kilka dni. Później stało się coś, przez co w więzieniu przesiedział ponad 10 lat.

List

Darek jest bardzo dobrym człowiekiem, kocham go bardzo i bardzo mi go brakuje. Mogłabym pisać i pisać, ale tego nie da się opisać, to trzeba wszystko przeżyć.

(…)

Jestem z Darkiem już prawie dwa lata, mamy wspólne dziecko córkę Kasię, ma ona teraz 8 miesięcy i wychowuje się bez taty. Mam też córkę z pierwszego małużeństwa – ma 8 lat i traktuje Darka jak swojego ojca.

(…)

Darek przebywał na wolności 10 miesięcy, mieszkaliśmy razem, razem prowadziliśmy dom. Darek nie jest chory, jest normalnym człowiekiem.

(…)

Proszę o pomoc!

To skrawek listu (pisownia oryginalna) od żony Darka do Helsińskiej Fundacji Praw Człowieka. Fundacja sprawie dokładnie się przyjrzała, zbadała okoliczności i uznała: są podstawy, aby złożyć skargę. Darek będzie pierwszym pacjentem zamkniętym w Krajowym Ośrodku Zapobiegania Zachowaniom Dyssocjalnym w Gostyninie, którego sprawę rozpatrzy Trybunał w Strasburgu.

Rozpiął rozporek i odbył z nią stosunek wbrew jej woli. Gdy krzyczała, zatykał jej usta. Przytrzymywał ręce, przekładał na łóżku (według akt i zeznań).

– Zabiję cię, ty kurwo!

Później kazał jej trzymać członka, próbował wsadzić do ust. Wyrywała się. Nie pamięta, jak długo to trwało, kiedy zdążył ją rozebrać, ściągnąć rajstopy i dwie pary majtek (pamiętasz, wyjątkowo zimny piątek). Nie zorientowała się nawet, kiedy wyszedł. Pani Maria zaalarmowała sąsiadów głośnym krzykiem. Po napastniku została w mieszkaniu czapka, w łazience na dywaniku – krew, pokój wypełniał ból i kałuża z niesłusznego poczucia winy obolałej staruszki w rozdartej bluzce.

Bo Maria była staruszką.

To nawet trudno nazwać akcją policyjną, skomplikowaną obławą na niebezpiecznego przestępcę. Pokrzywdzona rozpoznała napastnika, aspirant w pięć minut ustalił, że Darka nie ma w domu (wystarczyło zapukać w sąsiednie drzwi). Był w barze Zefir. Barmanka powiedziała, że ktoś czeka na niego przed wejściem. Dopił piwo, włożył kurtkę, wyszedł przed lokal i po sekundzie łapał ostatnie oddechy wolności. W areszcie śledczym pojawił się po krótkim międzylądowaniu w izbie wytrzeźwień, w chwili zatrzymania miał ponad półtora promila alkoholu w wydychanym powietrzu. Zarzut: gwałt.

Pierwsze przesłuchanie podejrzanego: Nie przyznaję się do winy.

Pierwsze przesłuchanie poszkodowanej: Potwierdzam, że zrobił to młodzieniec Darek. Ten, który kilka dni wcześniej mnie odwiedził, złożył życzenia na Dzień Babci (bo była dla niego jak babcia), zjadł kawałek placka z kruszonką i popił herbatą z cytryną.

Darek zeznaje, że cały dzień pił alkohol. Raz z jednym kolegą, raz z drugim, później z jeszcze innym. Wieczorem poszli na CPN, kupili piwa, pili na murku. Później poszli pod klatkę, pili wódkę, Darek był już kompletnie pijany, wymiotował, poszedł do domu. Kumpel wyciągnął go jeszcze z domu do baru. Tam go zatrzymali i już nie puścili.

– Nie przyznałem się i absolutnie nie przyznaję się do odbycia wtedy stosunku. Zeznania pokrzywdzonej się różniły, ciągle były zmieniane. Dowody, które zabezpieczono na miejscu, również wskazywały, że tego nie zrobiłem. Ale z racji tego, że byłem już recydywistą, dostałem bardzo wysoki wyrok – mówi po latach. Zapewnia: – Pod wpływem alkoholu doszło wtedy do incydentu, ale na pewno nie stosunku.

– Teraz, po latach i mimo wypitego wtedy alkoholu, dokładnie to pamiętasz? Czy ci się wydaje, że pamiętasz?

– Byłem bardzo mocno pijany, mocniej niż mocno, ale niektóre rzeczy pamiętam. Pani zeznała, że miałem rozporek. A ja byłem w dresie. Policję wezwano do pobicia, później była mowa o tym, że ją dotykałem. Ostatecznie zmieniono kwalifikację czynu na gwałt. Według zeznań – skończyłem na pościeli. A niczego tam nie znaleziono. Byłem tak pijany, że na pewno nie dałbym rady doprowadzić do stosunku.

Wracamy do stycznia. Sąd po zatrzymaniu Darka zleca badania psychiatryczne. W teście uzupełniania Darek pisze:

Czekam na: pomoc Bożego Ducha, bo tu już próbowałem wszystkiego.

Wydaje mi się, że pożycie małżeńskie jest: dla mnie nieosiągalne, z takimi myślami mam potwora w głowie.

Moim największym błędem było: ulec tej drugiej części mnie.

Moja rodzina traktuje mnie jak: chorego.

Przyjdzie taki dzień, że: się zabije.

Biegły wydaje opinię: „Podejrzany nie przejawia objawów choroby psychicznej ani upośledzenia umysłowego. Rozpoznajemy u niego osobowość dyssocjalną oraz uzależnienie od alkoholu i środków psychoaktywnych".

Sąd skazuje go na 11 lat i cztery miesiące pozbawienia wolności.

Miś widzi

Ochłoń trochę, zapraszam na przejażdżkę.

KOZZD Gostynin to miejsce jak z chorego snu. Tej formułki nie wygłosił do mnie dyrektor ośrodka powołanego po wejściu w życie tak zwanej ustawy o bestiach. Nie wyczytałem tego na oficjalnej stronie internetowej placówki. Rzuca to w moim kierunku jeden z pacjentów. Zrozumiałem to też sam, wędrując między jednym a drugim oddziałem, na których przebywają 42 osoby: mordercy, gwałciciele, pedofile, niedoszli zabójcy. Według ustawy – pacjenci. Według pacjentów – więźniowie.

Kierunek: Wszeliwy, Szkarada, później Zdwórz, przecinamy Łąck. Gostynin to miejsce pośrodku niczego. Niedaleko rynku przemykający przechodnie zerkają zaciekawieni na nieznajome twarze, wzdłuż ulicy ustawionych osiem taksówek. Trudno wyzbyć się wrażenia, że osiem taksówek wzdłuż drogi z pustki do nudy to o siedem taksówek za dużo. Do ośrodka jest jeszcze dobry kawałek, 10 minut. Wyjeżdżamy za miasto, wbijamy w las, w oddali majaczy już szlaban ze stróżówką. Tu wyobraź sobie całkowitą ciszę. Ciszę mąconą czasem silnikiem zbłąkanego samochodu. Jesteśmy.

Najpierw wielka brama, wartownia, dokumenty, wpis w książce. Później drzwi otwierane przyciskiem przez ochroniarza (według pacjentów – strażnika), kilka kroków przez dziedziniec i metalowa krata, też na przycisk. Przy drzwiach wejściowych do budynku – ochroniarz. W prawo – pomieszczenia administracji i dyrekcji – ochroniarz. Po schodach na pierwsze piętro – dwa oddziały, centrum dowodzenia, obraz z kamer, ochroniarz. Wokół ośrodka – pięcioipółmetrowy mur. Przed murem – pas bezpieczeństwa z czujnikami ruchu. Krat w oknach nie ma, ale są szyby P4, nie do sforsowania. Na oknach – czujniki. Nikt stąd nie uciekł, nawet nie próbował. Raz w sieci pojawiła się plotka (oczywiście nieprawdziwa), że zwiał Mariusz Trynkiewicz (skazany na karę śmierci za gwałt i zabójstwo czterech chłopców, zamieniono mu na 25 lat więzienia). Do pracowników ośrodka momentalnie rozdzwoniły się telefony od sąsiadów, znajomych. Mimo że „psychiatryk" działa tu od dziesięcioleci i wszyscy zdążyli przywyknąć do „czubków pod nosem", tym razem niektórych zmroziło na poważnie.

Ściany niemal całe w obrazach, kolażach, pejzażach ułożonych z puzzli o tylu elementach, ile historii mogliby o sobie opowiedzieć autorzy prac. Historii mrocznych, obrzydliwych, budzących wstręt. Ale też pozytywnych, dających nadzieję, budzących wiarę w przebaczenie (trudno ocenić, czy prawdziwych). Na jednym z obrazów – małe dzieci. Na innym – coś jakby statek. Dalej – ptak.

Oddział pierwszy: pokoje dwu- i czteroosobowe. Tu mieszka Mariusz Trynkiewicz, ale nie chce z nami rozmawiać, grzecznie odmawia. Kolejny pokój: człowiek, który zabił swojego brata kijem. Dalej jedyna pacjentka. Próbowała zabić w szpitalu dwie starsze panie, z którymi dzieliła salę. Chciała je udusić poduszką. Dalej – gość, który zamordował kobietę, po czym obciął jej piersi. Następny – pedofil i gwałciciel.

– Dzień dobry – mówi i się uśmiecha.

Idziemy dalej, kilku panów gra w ping-ponga. Kilku ogląda powtórkę *Dlaczego ja?*. Kanapa i telewizor niczym kolebka demokracji. Zasada jest prosta: kto zaczął oglądać program, ma prawo zobaczyć go do końca. Przed kolejnym programem – głosowanie. Ogląda się to, co zdobyło najwięcej głosów. Mecze też się ogląda. Gdy nasza kadra marnuje okazje bądź traci gole, bywa elektrycznie. Ochroniarze pełnią wówczas funkcję strażaków: studzą emocje, chłodzą rozgrzane głowy, pompują w otoczenie zdrowy rozsądek.

Kilku mężczyzn spaceruje korytarzem. Pierwszy – gość ogromny, ale ledwo idzie. W 40 lat zestarzał się bez świadków za murami zakładów karnych. Drugi, młody, około 35 lat. Buja się jak statek w sztormie. Spodnie (za duże), bluza (za duża). Koniecznie chce się pokazać obcym. Gdy nas mija, patrzy głęboko w oczy.

– Dzień dobry, proszę pana – mówi wolno i bardzo dokładnie.

– Dzień dobry.

Nie muszą siedzieć zamknięci w pokojach (według nich – celach), po oddziale poruszają się swobodnie. Nad każdymi drzwiami – mrugająca lampka. To ostrzeżenie, że w pokoju uchylono lufcik w oknie. Na każdych drzwiach – zamek. To z kolei względy bezpieczeństwa, w razie buntu ochroniarz może szybko wepchnąć pacjenta do pokoju i przekręcić klucz.

Na środku korytarza jest wejście do izolatki. W izolatce – łóżko z pasami przytwierdzone do podłogi, kask ochronny, obok szafa. Gdy ktoś zasłuży, ręce i nogi wpinają mu w pasy, głowa wkładana jest w kask, pielęgniarki zasłaniają szybę w drzwiach. To dla intymności. Co 15 minut sprawdzają stan pobudzonego pacjenta, podają płyny, umożliwiają skorzystanie z toalety. Na wszystko patrzy z szafy wielki pluszowy miś. Do 26 czerwca 2017 roku zastosowano taki przymus wobec czterech pacjentów, również kobiety. 10 godzin – tyle spędził w pasach rekordzista.

Seksualnych zachowań między pacjentami ponoć nie ma. Mimo że są tu przecież ludzie, którzy odsiedzieli wyroki za przestępstwa na tle seksualnym, z zaburzeniami preferencji, ze skłonnościami gwałcicielskimi. „Bestie" nie lubią kamer, „bestie" są ponoć wstydliwe.

Dziecko w szafie

Był kwiecień, ciepło, na krótki rękaw. Do drukarni (Zbigniew prowadził dużą agencję reklamową w Warszawie) chciał jechać rowerem, ale żona namówiła go na samochód. Wyszli przed dom, a oni już tam byli. Kilkunastu, zamaskowanych i z karabinami.

– Policja! Gleba! Ręce za głowę!

To się położył, ręce wyciągnął jak Pan Bóg przykazał.

Nie wiedział, za co go aresztują, bo zdążył zapomnieć, wyprzeć. Ostatni raz zrobił to pięć lat wcześniej. Skończył z tym, gdy zmarł mu nowonarodzony syn. To kara za grzechy – pomyślał.

Syna pochował i zarzeka się, że więcej do grzechu nie wrócił. Sklejał rodzinę, zgasił romans, wyprowadzał biznes na prostą po kryzysie połowy lat 90. Policja jednak też odnosiła wtedy sukcesy. Zaczęła wracać do dawnych spraw dzięki komputerowemu systemowi rozpoznawania odcisków palców. Swoimi Zbychu przystawił stempel do wielu złamanych żyć.

– Skuli mnie, rzucili na ziemię. Córki nie były świadome, co się dzieje, za młode były.

Jedna chodziła do drugiej klasy, szykowała się do komunii, jak tatę zabrali na piętnastoletnią wycieczkę po Polsce. Najpierw areszt na Mokotowie, później zakłady karne:

Płock, Sztum... Gdy sąd przybija tak duży wyrok, rodzina sypie się zazwyczaj jak tynk w śmierdzącej celi. Żona ucichła po trochę ponad dwóch latach. Kilka miesięcy później kazała też córkom wygumkować ojca ze swoich żyć. Został sam. W pół roku osiwiał, wypadły mu wszystkie zęby, zmarszczki rozorały twarz. Na zdjęciach sprzed odsiadki – zupełnie inny człowiek: dumny, energiczny, typ mistrza osiedla w jeździe na komarze albo szwagra z imienin u ciotki. Więzienie zdążyło go połknąć, strawić i wydalić, a on miał przed sobą jeszcze 10 lat odsiadki.

– Żona nie pytała, skąd ma pan pieniądze?

– Nie. Pytała tylko: ile?

– Dzieci wiedzą, za co pan siedział?

– Napisałem do nich list. Dokładnie opisałem, co robiłem.

– Jakaś odpowiedź?

– Nie.

* * *

Gangsta's Paradise – hit 1995 roku niesie się po sunącym ulicami stolicy, żółto-czerwonym ikarusie. Jedziemy na dobrze znane osiedle. Z mrówkowcami z wielkiej płyty, ale około 10 minut od centrum, więc pokolenie budujące wolną Polskę nie wybrzydza. Zbychu za chwilę zerwie pierwszy, zakazany owoc.

Plan jest prosty. Najpierw dokładna obserwacja okolicy, wyłowienie z ludzkiego potoku kogoś w lepszych ciuchach, lepszym samochodzie, błyszczącego biżuterią i uśmiechem na ustach. Później – czekanie, aż z domu wyjdą rodzice. Wtedy do akcji wkroczy gazownik (taki pseudonim nada mu później policja).

– Gazownika albo pracownika administracji zawsze wpuszczano – mówi.

Domofon, klatka, później drzwi wejściowe do mieszkania. Bez uprzejmości mieszkańców Zbychu miałby problem: wszystko dookoła okratowane, a jak już się wjedzie na piętro, to bez pomocy się nie zjedzie. Adrenalina – zawsze, nawet lekki strach, bo sąsiedzi mogą przecież usłyszeć, zawiadomić policję.

Mieszkanie skromne, na czwartym piętrze, dwupokojowe. Otwiera dziewczynka. Najpierw straszenie nożem, by powiedziała, gdzie są cenne przedmioty. Później straszenie gwałtem. Na końcu, jak mówi po latach, posuwa się o krok za daleko. Od słów przechodzi do czynów, traci kontrolę. Robi to, bierze, co najcenniejsze. Dziewczynka nie płacze, jest cicho. Gdy ostatni raz omiata wzrokiem mieszkanie, ona jest przytomna, zamknięta w łazience. Zabiera cenne przedmioty i ucieka do domu. To był (jego) pierwszy raz w tym raju.

– Siedziało to we mnie, ale trzeba było robić wszystko, żeby rodzina się nie dowiedziała. Czasem korciło, żeby powiedzieć kolegom, nigdy jednak tego nie zrobiłem.

W akcie oskarżenia pojawiło się 14 zarzutów, w połowie z nich – zachowania seksualne. Scenariusz był zawsze podobny. Do mieszkań dostawał się podstępem (czasem jako gazownik, czasem jako pracownik administracji). Dziewczynki miały od 10 do 13 lat (czasem zdarzały się też osoby dorosłe). Najpierw groził im niebezpiecznym narzędziem, później krępował ręce (czasem szalikiem, czasem bandażem, czasem sznurkiem), zdarzało się, że kneblował im usta (czasem watą, czasem taśmą), niekiedy zasłaniał głowę (na przykład plecakiem). Zmuszał do seksu oralnego bądź innych czynności seksualnych. Później zamykał w łazience bądź szafie, czasem przywiązywał do kranu. Z domu wynosił: pieniądze, biżuterię (na przykład kolczyki, pierścionki, klipsy), walkmany, płyty CD, rowery, czapki z daszkiem, wazony. Miał wtedy trochę ponad 40 lat.

Siedzieć na 15 poszedł pięć lat później. Sam, ale miał wspólników. Różnych. Czasem recydywistów, czasem niezrównoważonych. Na nich nie można było polegać. Bał się, że w końcu któryś z nich kogoś zabije i dopiero byłby problem. Jeden – 13 lat starszy – w przeszłości siedział na Chałupkach. To taki dawny Gostynin.

– Nigdy nie wiesz, co może takiemu do łba strzelić – mówi Zbychu.

– A pan nie miał wyrzutów sumienia?

– Zawsze miałem, żal mi było tych dziewczyn, ale ciągnęło mnie do tego. Później żona zaszła w ciążę, zmarło mi dziecko. Postanowiłem z tego wyjść. I wyszedłem, choć nie ukrywam, że z trudem.

Jak zostać bestią

Najkrócej i najprościej jak się da: Ustawa o postępowaniu wobec osób z zaburzeniami psychicznymi stwarzających zagrożenie życia, zdrowia lub wolności seksualnej innych osób, czyli popularna ustawa o bestiach, weszła w życie 22 stycznia 2014 roku. Była odpowiedzią na medialne doniesienia o kończącym odsiadywanie dwudziestopięcioletniego wyroku Mariuszu Trynkiewiczu. No i innych przestępcach spod najciemniejszej gwiazdy, szykujących się do wyjścia na wolność. Bezpośrednim motywem był zbliżający się koniec kar więźniów, którym w 1989 roku zmieniono karę śmierci na 25 lat pozbawienia wolności (art. 7 ust. 3 ustawy o amnestii z 7 grudnia 1989 r.).

Aby być objętym ustawą, musisz spełnić kilka warunków. Po pierwsze: musisz odbywać karę w systemie terapeutycznym. Po drugie: przejawiać zaburzenia psychiczne w postaci upośledzenia umysłowego, zaburzenia osobowości lub preferencji seksualnych. Po trzecie: nasilenie wspomnianych zaburzeń musi zostać ocenione przez dwa zespoły biegłych (psychiatra, psycholog, seksuolog). Biegli muszą stwierdzić, że zachodzi co najmniej wysokie prawdopodobieństwo popełnienia przestępstwa z użyciem przemocy lub groźbą jej użycia przeciwko życiu, zdrowiu lub wolności seksualnej. Przestępstwo musi być zagrożone karą co najmniej dziesięcioletniej odsiadki. Wniosek do sądu o uznanie cię za osobę stwarzającą zagrożenie kieruje dyrektor zakładu karnego, w którym zbliżasz się do końca wyroku.

Kluczowe: jeśli biegli ocenią, że zagrożenie jest wysokie – nakładany jest na ciebie dozór prewencyjny i leczenie w warunkach ambulatoryjnych, czyli na wolności. Jeśli ocenią, że stwarzasz bardzo wysokie zagrożenie, jesteś umieszczany bezterminowo w KOZZD w Gostyninie. Co pół roku tutejsi specjaliści mają obowiązek przedkładania opinii na twój temat. Sąd (w tym przypadku okręgowy w Płocku) podejmuje decyzję o przedłużeniu pobytu bądź zwolnieniu pacjenta. Dotychczas – mimo kilku opinii zespołu z Gostynina zalecających zwolnienie z KOZZD – sąd ani razu się na to nie zdecydował.

Zajebię twoją rodzinę

– Nie boi się pan, że niektórzy z tych ludzi kiedyś wyjdą na wolność? Że będą się chcieli na panu zemścić? – pytam jednego z ochroniarzy w ośrodku.

– Gdybym się bał, nie mógłbym tu pracować. W KOZZD pracuję od samego początku, a w ROPS (Regionalny Ośrodek Psychiatrii Sądowej) od 17 lat.

Jak się pewnie domyślasz, praca tutaj nie jest jak spacer po sopockim molo. Ochroniarze muszą zachowywać ciągłą czujność. Wciąż obserwują, patrzą w monitory, analizują zachowanie pacjentów. W nocy nie ma mowy o śnie, bo gdy ludzie zwykle zasypiają, mieszkańcy ośrodka rozpoczynają wędrówki po pokojach, grzebanie w szafkach, przeszukiwanie szuflad… A skąd możesz wiedzieć, co on z tej szafy wyciągnie o trzeciej nad ranem?

Ośrodek zatrudnia 54 pracowników ochrony. Regularnie są oni szkoleni przez byłego antyterrorystę w zakresie bezpieczeństwa: samoobrony, stosowania środków przymusu. To sprawności, które się tutaj bardzo przydają.

Na oddziałach ochroniarze ubrani są w normalne ciuchy – ot, koszula w kratę, spodnie dżinsowe... Z tym że do paska mają przypiętą pałkę. O broni w KOZZD nie ma mowy, na terenie szpitala nie można jej nosić. Każda z pracujących tutaj osób dla bezpieczeństwa nosi też przy sobie specjalne urządzenie – pestkę o wielkości pięciozłotówki. Jej wciśnięcie alarmuje strażnika w dyżurce, że konkretna osoba potrzebuje natychmiastowej pomocy.

Jeszcze nigdy nie zdarzyło się, żeby którykolwiek z pracowników musiał użyć tego urządzenia, ale sytuacje bywały różne.

– Zajebię ciebie i twoje dzieci. Pamiętaj, kiedyś stąd wyjdę!

Tak krzyczał jeden z pacjentów do Krzysztofa, ochroniarza. Pracownicy zachowali się regulaminowo, zastosowali środki przymusu. Krzysztof dokończył zmianę, wsiadł w samochód i pojechał do rodziny. Przy obiedzie myślał jednak nie tylko o tym, że w sobotę musi w końcu przekopać ogródek.

– Praca jest wykańczająca psychicznie – przyznaje.

Pożycie przybite doszpikowym gwoździem

W marcowy piątek, po czterech tygodniach obserwacji w Gostyninie, Darek stanął przed główną bramą ośrodka. Rozsunęła się, trzy kroki, zasunęła. Niby proste, a w taki sposób – bez fanfar, owacji i wzruszeń, po piętnastu latach (z krótkimi przerwami na dewastację własnego życia)

Darek znów trafił do świata żywych. Wziął głębszy wdech i ruszył.

– Rodzina czekała?

– Czekała policja kryminalna. Pogadaliśmy, przywitali mnie ciepło. Na ojca czekałem pod domem godzinę. W robocie był. Odwiedziłem w tym czasie mamę.

– Co powiedziała?

– Nic, pochowałem ją kilka lat wcześniej.

Pierwsze dwa lata odsiadki kruszejesz. Później – buntujesz się. Na koniec popadasz w apatię. Darka apatia to trzy ostatnie lata. Odliczał dni, wyglądał, zazdrościł znajomym, których apatia zamieniała się tuż przed końcem wyroku w mieszankę euforii i przerażenia. Dwa dni przed końcem ponad jedenastoletniej odsiadki klawisze wsadzili go do „suki" i wywieźli do KOZZD. Tam miesiąc obserwowali go biegli.

– Gdybym chciał zrobić wielką fiestę z okazji opuszczenia więzienia albo szybko bym do niego wrócił, albo byłbym skończony – mówi.

Zamiast fiesty było sprzątanie magazynów sklepowych za tysiąc z hakiem na rękę. Po dwóch miesiącach, w drodze do roboty, poznał dziewczynę. Choć raczej to ona go poznała i zagadała, bo on na początku nowego życia nie mógł odnaleźć nawet własnych myśli w tym ludzkim chaosie. Gośka, dawna znajoma ze szkoły. Słowa wznieciły iskrę, choć 20 lat wcześniej między nimi nie iskrzyło. Gośka miała na koncie dziecko z wcześniejszego małżeństwa, ale Darkowi to nie przeszkadzało. Darek miał na koncie 15 lat w zakładach karnych, ale Gośce to nie przeszkadzało.

– A jej rodzicom?

– Na początku nie wierzyli, że ja tak na poważnie, że chcę być z ich córką. Później się do mnie przekonali. Nawet w sądzie w Płocku zeznawali na moją korzyść, żeby mnie wyciągnąć z Gostynina.

Zaczęli lepić wspólną rzeczywistość, ale ta układała się jak klocki w Tetris. Były problemy z kasą, właściciel mieszkania przyszedł raz i wyrwał im z gardeł ostatnie grosze, bo zalegali za czynsz. W drodze po lepiej płatną robotę Darek wpadł pod samochód i zgruchotał nogę, do dziś w jednym kawałku trzymają go tytanowe śruby i doszpikowe gwoździe. Gośka zaszła w ciążę. Jedna dziewczynka zmarła, o drugą – dziś już dwuletnią Kasię – lekarze stoczyli ciężki bój ze śmiercią. Znalazł nowe, większe mieszkanie. Zbliżały się święta, kupili prezenty dla chrześniaków. 17 grudnia Darek poszedł na komisariat zgłosić zmianę miejsca zamieszkania. Panowie zapisali w papierach i kazali iść. Kilkanaście godzin później, o szóstej rano funkcjonariusze zapukali do drzwi nowego, większego mieszkania Darka i Gośki. Obwieścili: na podstawie wyroku sądu mamy nakaz doprowadzenia Dariusza Malinowskiego do KOZZD w Gostyninie. Gośka w płacz, Darek w drogę. Spakował torbę, ucałował zapłakaną, ciężarną kobietę i pojechał.

Grudniowy piątek, główna brama. Rozsunęła się, trzy kroki, zasunęła.

* * *

– Pamiętasz świąteczne życzenia?

– „Szybkiego powrotu do domu". Odpisałem, że dziękuję, ale nie dzwoniłem. Siedzieli przy stole, nie chciałem robić afery.

To miały być pierwsze od 15 lat święta w domu. Ostatnie takie Darek spędził jeszcze w XX wieku.

Szybko trzeba się było przystosować. Poniedziałek: pracownia terapii zajęciowej i resocjalizacji, spacer, sport i rekreacja. Wtorek: spotkanie z seksuologiem, pracownia terapii zajęciowej i resocjalizacji, sport i rekreacja. Środa: spotkanie z terapeutą uzależnień. Czwartek: spotkanie z seksuologiem, pracownikiem socjalnym, pracownikiem oświaty zdrowotnej, pracownia terapii zajęciowej, gdzieś pomiędzy godzina spaceru. Śniadanie: 8, obiad: 13, kolacja: 18. I tak w kółko. W sobotę dla odmiany: msza święta i pół godziny dłuższy spacer. Przynajmniej jedzenie lepsze niż w więzieniu. Pierogi z serem, kotlety, zupy. I zmienny jadłospis. W więzieniu grochówkę podawali zawsze w ten sam dzień i o tej samej godzinie. W radiu zaczynała się wtedy pewna audycja. Osadzeni, słysząc ją, czuli zapach grochówki, mimo że wózek z garem nawet nie zbliżał się pod ich celę.

Próbuje ćwiczyć umysł, gimnastykuje ciało. Czyta książki, biega (choć na spacerniaku jest to zabronione), korzysta z przyrządów w specjalnej salce. Mecze ogląda regularnie. Kibicuje Legii Warszawa, doskonale wie, że piłkarze dostali od kibiców łomot pod klubem. Lubi Cristiano Ronaldo, kibicuje Robertowi Lewandowskiemu.

Walczy o wyjście. O warunkach na drugim oddziale (o wiele tłoczniejszym niż wcześniej opisywany) informuje Helsińską Fundację Praw Człowieka. Na przykład:

- na oddziale, którego korytarz ma 40 metrów, są trzy sale pacjentów, w każdej 8 osób plus 5–6 strażników, personel cywilny. W toalecie tylko dwa kible, pisuary na 24 ludzi, po pacjentach z lekami psychotropowymi często nie da się skorzystać z tego miejsca;
- stołówka jest nieprzystosowana do 24 osób, więc trzeba jeść na zmiany, kto pierwszy ten lepszy;
- jedzenie, które otrzymuję na widzeniu, mimo że jest hermetycznie zamknięte, przy wydawaniu jest otwierane i krojone w poszukiwaniu niedozwolonych przedmiotów. W trakcie widzenia nie wolno mi nic spożywać od rodziny, nawet jak moja roczna córka częstuje mnie chrupkiem;
- nawet na ślubie nie wyrażono zgody na pamiątkowe zdjęcie.

Bo Darek z Gośką ślub wzięli w Gostyninie.

To detale. Darek mówi więcej.

– Gdy Gostynin napisał na mnie negatywną opinię, sąd nie zawahał się przyznać racji tutejszym biegłym. Po kilku miesiącach napisano mi pozytywną opinię, ale wtedy sąd biegłym już nie zaufał i zlecił dodatkowe badania.

Oto ostatnia opinia biegłych KOZZD na temat Dariusza Malinowskiego:

Przejawia dyssocjalne zaburzenia osobowości, które w wyniku podjętych działań terapeutycznych uległy złagodzeniu;

W przeszłości przejawiał zaburzenia preferencji seksualnych o charakterze raptofilii;

W wyniku podjętych oddziaływań terapeutycznych, ryzyko popełnienia przez niego kolejnego czynu przeciwko życiu, zdrowiu i wolności seksualnej w naszej ocenie nie jest bardzo wysokie;

Dariusz Malinowski nie wymaga dalszego pobytu w KOZZD w Gostyninie;

Powinien być objęty nadzorem prewencyjnym i realizować leczenie psychiatryczne i seksuologiczne w warunkach ambulatoryjnych.

To po tej opinii sąd w Płocku powołał dodatkowych biegłych.

– Ponoć wystawili mi negatywną ocenę. Nie wiem, bo nie mogę się o nią doprosić na papierze. Na razie nie zanosi się, żebym stąd wyszedł. Ale walczę – mówi.

Według wyroku Trybunału Konstytucyjnego sąd musi ponad wszelką wątpliwość wykazać, że nie ma szans na poprawne przejście terapii na wolności. Darek zastanawia się, na jakiej podstawie podjęto decyzję w jego przypadku.

– Żyłem już 10 miesięcy wśród ludzi, nie było ze mną żadnych problemów, pracowałem, założyłem rodzinę. Oni na to nie patrzyli, skoncentrowali się tylko na tym, żeby mnie zamknąć, pozbawić wolności.

I dalej:

– Idąc do więzienia, nie miałem zaburzeń. Wychodząc z więzienia, dopisano mi raptofilię (zaburzenie seksualne polegające na osiąganiu rozkoszy poprzez gwałt, gwałcicielstwo – przyp. autora). Zrobiono kolejną sprawę przed sądem cywilnym i zamknięto w KOZZD. Regulacje dotyczące ustawy zakazywały przewożenia do Gostynina osób tylko po to, żeby przedłużyć im wyroki. Miały być zawsze realne podstawy medyczne. A dzieje się inaczej. Dlatego uważam, że skarga do europejskiego trybunału coś da.

Zawsze warto dopytać:

– Myślisz, że jesteś chory?

– Nie.

Ja już ratuję ostatek

(...)
W moim życiu
Droga bez perspektyw
Horyzont zamglony*
(...)

Gdyby przed skazaniem i wywiezieniem z dala od społeczeństwa ktoś Zbychowi powiedział, że będzie wygrywał literackie konkursy, zgwałciłby go zapewne brutalnym śmiechem. Jego świat za dzieciaka to była patologia: powtarzanie klas, bitwy – Wola na Ochotę i donoszenie starszym kolegom kamieni w szkolnym worku na buty. Później rozboje, gwałty, przestępstwa, czyli wszystko to, co zespół

---

* Fragment wiersza autorstwa Zbigniewa *Strach o świcie*. Utwór powstał tuż przed próbą samobójczą.

psychiatrów nazywa osobowością dyssocjalną, antyspołeczną. Odosobnienie, strata rodziny (żonę ostatni raz widział w 2005 roku) – to nie pozostaje bez śladów. Wpadł w otchłań depresji. Po samobójczym zatruciu lekami jedną nogą był już z drugiej strony rzeki. Spękali współwięźniowie, którzy zamiast odwrócić się na pryczach na drugi bok i szukać lżejszego niż Zbychu snu, zaalarmowali strażnika.

– Spróbuj coś napisać – powiedział pewnego dnia kaowiec w płockim więzieniu.

Spróbował i już nie przestał. Wydał tomiki z poezją, zbiory opowiadań, ma kilkadziesiąt nagród literackich z konkursów po obu stronach muru.

– Piszę o trudnych zdarzeniach: ucieczkach z domu, HIV, bezdomności, hazardzie, porzuconych dzieciach, ale zawsze z happy endem. Opowiadaniami staram się naprawić krzywdę, którą wyrządziłem innym.

Niedługo przed końcem odsiadki odezwała się do niego młodsza córka. Widziała wywiad z ojcem. Zbychu opowiadał w nim o miłości do literatury, pisaniu, krzywdzie, jaką wyrządził ludziom i rodzinie. Obiecali sobie, że tuż po wyjściu z więzienia pojawi się w domu, porozmawiają, spróbują wszystko jakoś wyprostować. Obiecał też przekazać córce mieszkanie, które właśnie załatwiał. Dowiedział się już po fakcie, że dyrektor zakładu karnego skierował do sądu wniosek o uznanie go za osobę stwarzającą zagrożenie. Biegli z Koszalina po pierwszym badaniu ocenili:

Wciąż zachodzi u pacjenta bardzo wysokie prawdopodobieństwo popełnienia czynu zabronionego, że po wyjściu istnieje duże prawdopodobieństwo nasilenia się patologicznych zachowań, że leczenie musi kontynuować w zakładzie zamkniętym.

Zbychu mówi, że podczas rozprawy pojawiły się jednak nieścisłości w opinii. Bardzo wysokie czy tylko wysokie? Zlecono kolejną obserwację, u najlepszych specjalistów w Polsce, tych z Gostynina:

„Stwierdza się u niego zaburzenia preferencji seksualnych pod postacią pedofilii niewyłącznej (czuje pociąg seksualny także do dorosłych – przyp. red.) i sadyzmu, wysokie prawdopodobieństwo popełnienia czynu zabronionego". I że wymaga terapii w programie dla preferencyjnych sprawców przestępstw seksualnych w warunkach ambulatoryjnych.

Ambulatoryjnych: czyli na wolności. Prokurator się jednak odwołał, a sąd nakazał umieszczenie go w KOZZD do czasu apelacji. Do ośrodka trafił w Wielkanoc 2017 roku, dodatkowe badanie biegłych (z Poznania) wyznaczono na grudzień, wyniki będą dostępne po kilku miesiącach, a potem kolejna rozprawa.

Teleks z decyzją o konieczności przewiezienia go do Gostynina nadszedł 10 minut przed wyjściem na wolność, w zakładzie karnym zdążył rozdać wszystko, co miał, poza książkami. Wziął je ze sobą, 200 sztuk. Dziś są w piwnicy KOZZD, nie ma do nich dostępu. Do córki próbował się dodzwonić dopiero jako pacjent Gostynina, po pięciu tygodniach, gdy załatwił sobie dostęp do telefonu. Nie dodzwonił się, zdążyła zmienić numer.

– Pewnie uznała, że znowu ją oszukałem.

– Pamięta pan jej ostatnie słowa?

– Tak. Mówiła, że z tego, co pamięta, byłem dobrym ojcem. I że widzimy się na wolności.

* * *

– Jest pan bestią?

– Przecież ja nawet nie mam zębów, nie mam jak pana ugryźć…

To mówi Zbychu.

– Mówią mi tu, że może nie będzie tak źle, że wyjdę. Ale wszystko, co uczyniła resocjalizacja w więzieniu, co osiągnąłem przez 12 lat, sypie się na moich oczach. Oni mi mówią o nadziei… A ja pytam: JAKIEJ NADZIEI?! Po co mi ta terapia?! Ludzie, ja mam 65 lat! Mam się w trumnie cieszyć, że przeszedłem pomyślnie resocjalizację?! Gdybym miał 30, moglibyśmy mówić o przyszłości. Bo wyszedłbym, założył rodzinę. Żył. Ale ja już ratuję ostatek! Mi zostało parę lat. Patrzę na grafik zgonów w mojej rodzinie i wiem, że jestem już blisko.

Nie panuję tu nad swoją przyszłością. Bo w tym miejscu nie ma żadnej przyszłości. W więzieniu ją widziałem, mogłem ją kreować, robiłem to przez dwanaście lat. Liczyłem dni do wyjścia, wiedziałem, ile jeszcze. Gdy myślałem, że wszystko jest dobrze, wywieźli mnie do Gostynina. Czułem się tak, jakby ktoś mnie zdzielił w głowę gumowym młotkiem. Pisałem pierwszy list i sam się dziwiłem, jakie wyrazy w nim wstawiłem. Rwałem kartkę po kartce i pisałem od nowa.

Gdybym miał dziś wybór: czy chcę być tutaj – przy lepszym jedzeniu i warunkach bytowych – czy w więzieniu, odpowiedziałbym: w więzieniu. Uczestniczyłem w konkursach literackich, mam 80 nagród. Żeby to zrealizować, rezygnowałem z jedzenia, bo musiałem kupić znaczki, żeby wysłać prace, skserować, kupić płyty. Teraz patrzę, jak to wszystko się wali. Bo to się wali! Nie napisałem tu nic poza jednym wierszem na początku pobytu. Komputer jest do dyspozycji, ale można na nim tylko grać. Albo coś napisać, ale już nie wydrukować. Powiesz: pisz pan ręcznie, na papierze. Ale to się tylko tak wydaje... Na wolności można kupić ryzę papieru i pisać do woli. Ja nie mam takich możliwości. Zasiłek celowy, jaki ostatnio dostałem, to 50 złotych. Na ubranie, środki higieniczne i wyżywienie. I weź tu kup jeszcze papier.

Jestem już w takim momencie, że muszę szanować każdy dzień. Może trudno w to uwierzyć, gdy ktoś mówi, że żałuje. Ale ja naprawdę żałuję tego, co zrobiłem.

Trynkiewicz? Trzeba było go powiesić 25 lat temu i tyle

To miejsce jest jak spektrum radiowych częstotliwości. Usłyszeć tu można wszystko. W ośrodku są też tacy, którzy nie chcą opowiadać o przeszłości. Według nich albo się zdarzyła, albo i nie, ale na pewno nie ona jest teraz najważniejsza. Dla nich klucz to prawomocne wyroki, które już odsiedzieli, a przetrzymywanie w KOZZD to według nich łamanie podstawowych praw i wolności gwarantowanych przez konstytucję. Tak uważa Bogdan, muzyk.

– Za co pan siedział?

– Popełniałem najcięższe przestępstwa, włącznie z zabójstwem. Przyznałem się do winy. Wyroki odpokutowałem, odsiedziałem wszystko co do dnia – dwanaście lat. Konstytucja została jednak podeptana, bo teraz bezprawnie trzymają mnie w Gostyninie – mówi.

Po wyjściu na wolność Bogdan zamieszkał ze swoją partnerką, którą poznał w czasie odsiadki (siostra jednego z osadzonych). Założył firmę budowlaną, wziął kredyty. Grał na gitarze w bluesowym zespole. W styczniu dali jeszcze z kumplami dwa koncerty – dla dzieciaków w ramach WOŚP i w domu kultury. W lutym przymusowo wcielono go już do kapeli gostynińskiej.

– Koledzy z zespołu wiedzą, gdzie się pan podział?

– Jeden wie, reszta chyba nie.

Bogdan wyczytał w internecie, że pokoje są tu jednoosobowe, że jest sala muzyczna. Po wyroku sądu wziął więc laptop z podkładami muzycznymi, gitarę, kupił bilet, wsiadł w pociąg i z przesiadką w Kutnie dostał się do Gostynina.

– Gitarę mi zabrali, laptopa z podkładami też, stoją w piwnicy. Nawet nie mam dostępu do aktów prawnych. A potrzebuję, bo muszę złożyć wniosek o upadłość. Wchodząc tutaj, nie miałem ani złotówki długu, teraz mam 40 tysięcy. Ja tu siedzę, a rodzina mi ubożeje – mówi.

Wszystko, czyli całe zamieszanie z ustawą o bestiach, zaczęło się w momencie, gdy na wolność miał wyjść Trynkiewicz. Czy nigdy nie wpadli na pomysł, aby się na nim zemścić?

– Nie mamy mu niczego za złe. Mogli go dwadzieścia pięć czy dwadzieścia sześć lat temu powiesić i tyle. Nie zrobili tego. Dlaczego? Bo trzeba było czterech morderców Popiełuszki uratować! Dlatego zmienili prawo! Teraz, z różnych przyczyn, cyklicznie robi się na Mariusza nagonkę. Ostatni przykład? Zbliżały się wybory, więc trzeba było sięgnąć po ten argument. Nie mi oceniać, co on zrobił. Ale jeśli żyjemy w demokratycznym państwie prawa, to przestrzegajmy przepisów. To, co mnie spotkało, może spotkać każdego. Czyjąś córkę, syna, ojca, męża – mówi. – Zrobię wszystko, żeby moją sprawą zajął się Trybunał w Strasburgu.

– Pierwsza rzecz, jaką zrobi pan po wyjściu?

– Montujemy kapelę i ruszamy w trasę!

Premier głosu nie da

Orędownikiem wprowadzenia ustawy był Jarosław Gowin, wicepremier i minister nauki i szkolnictwa wyższego w rządzie PiS, a w przeszłości – minister sprawiedliwości w rządzie Donalda Tuska. Zapytałem go, jak po kilku latach funkcjonowania ocenia ustawę o bestiach. Czy według niego spełniła swoją funkcję i czy wymaga ona poprawek?

Panie Redaktorze,

Premier nie będzie zabierał głosu w sprawie tzw. Ustawy o bestiach.

Z szacunkiem,
KZ

Tyle od Jarosława Gowina za pośrednictwem biura prasowego resortu.

To obawa, proszę pana

Pamiętasz: brama, wartownia, drzwi, metalowa krata, drzwi, w prawo, ochroniarz, dalej jeszcze recepcja. Chodź, dyrektor czeka.

– Kawa? Herbata? Czego się pan napije? – pyta doktor Ryszard Wardeński, zapraszając do swojego gabinetu.

Biurko, duży stół, okno z widokiem na podwórko i pięcioipółmetrowy mur – nic niezwykłego. Wrażenie robią książki, opracowania, akta – są wszędzie, przytłaczają, jakby miały przypominać, że każda przypadłość pacjenta z tego miejsca opisana jest na konkretnej kartce, konkretnego tytułu stojącego na konkretnym regale.

– Co chce pan wiedzieć? – pyta i mówi sam. Że dawno temu pracował w szpitalu w Warszawie, że przyjechał na prowincję tworzyć Regionalny Ośrodek Psychiatrii Sądowej. Że na bazie ustawy o bestiach przywożą mu tu różne przypadki. Że nie ze wszystkim się zgadza, ale robi, co nakazał ustawodawca. Że ośrodek był stworzony z myślą o 10 pacjentach, a on ma ich na głowie już ponad 40. Że oddziały są przepełnione, a dyrektorzy zakładów karnych hurtowo tworzą wnioski do sądów, aby zamykać w Gostyninie kolejnych.

Przypadki pacjentów są różne. Są tu na przykład osoby z objawami psychozy maniakalno-depresyjnej czy schizofrenii. KOZZD nie jest miejscem dla osób z takimi problemami, jednak sąd zadecydował inaczej. Dyrektor kilkukrotnie słał pisma w tej sprawie do odpowiednich organów, pozostały bez odpowiedzi. Wardeński wraz ze swoim zespołem specjalistów kilkukrotnie wystawiał też opinie psychiatryczno-seksuologiczne informujące sąd o postępach w terapii i możliwości wypuszczania niektórych pacjentów na wolność.

– Złożyłem cztery takie opinie w sądzie w Płocku. Jako biegli uznaliśmy, że wspomniani pacjenci nie muszą już u nas przebywać, wystarczy zastosować wobec nich dozór prewencyjny i leczenie w warunkach wolnościowych. Chodziło między innymi o siedemdziesięciolatka z poważnym schorzeniem wzroku, który prawie nic nie widzi. Sąd jednak dobierał sobie innych biegłych, którzy zalecali dalszą terapię. Proszę zgadnąć, do której opinii wówczas się przychylał. Według mnie to obawa przed wzięciem odpowiedzialności. Więc nikt, kto do Gostynina trafił, jeszcze stąd nie wyszedł. A to dla nas spory problem, bo pacjenci nie widzą sensu brania udziału w zajęciach terapeutycznych. Po co, skoro mimo dobrych ocen i tak nie mogą stąd wyjść?

Eksperci – przeciw, Sejm – za

Burzliwa dyskusja – to chyba zbyt lekkie określenie na to, w jakiej atmosferze pracowano nad ustawą o bestiach. Sejm przyjął ją niemal jednogłośnie (przeciwko zagłosowali tylko: Ryszard Kalisz, Przemysław Wipler oraz Wanda Nowicka), ale przed pierwszym czytaniem nawet Biuro Analiz Sejmowych w specjalnej publikacji dla posłów przytaczało krytyczne opinie wybitnych ekspertów zarówno z dziedziny prawa, jak i medycyny.

Janusz Heitzman, dyrektor Instytutu Psychiatrii i Neurologii w Warszawie, członek zarządu Polskiego Towarzystwa Psychiatrii Sądowej zrównał ustawę z ziemią. Wytknął między innymi, że „przy użyciu sposobów medycznych nie jest możliwe wyleczenie zaburzeń osobowości – psychopatii", a ustawodawca „kieruje się głównie intencją stworzenia pod szyldem służby zdrowia jakiejś formy szpitala psychiatrycznego, który ma być alternatywnym dla zakładu karnego środkiem zabezpieczającym, i który de facto ma spełniać poza systemem więziennym wyłącznie rolę izolacyjną". Eksperci z dziedziny prawa zwracali uwagę na łamanie podstawowych zasad prawnych oraz przepisów konstytucji. Doc. dr Ryszard Piotrowski, dr hab. Monika Płatek, dr n. med. Marek Domański, prof. dr hab. Piotr Kruszyński – wszyscy wyrazili wątpliwości. Polskie Towarzystwo Psychiatryczne, Rzecznik Praw Obywatelskich, Specjalista Krajowy ds. Psychiatrii, Samorząd Lekarski i Helsińska Fundacja Praw Człowieka – wszyscy byli przeciw.

Sejm ustawę przyjął. Trybunał Konstytucyjny stwierdził jej zgodność (niemal całości) z konstytucją. Ustawa o bestiach weszła w życie.

Malinowski przeciw Polsce

– Pan Dariusz zwrócił się do nas z prośbą o pomoc. Po analizie jego sytuacji zdecydowaliśmy się reprezentować go w postępowaniu przed Europejskim Trybunałem Praw Człowieka w Strasburgu – mówi Marcin Szwed z Helsińskiej Fundacji Praw Człowieka i dodaje: – W skardze nie będziemy oczywiście kwestionować zasadności skazania pana Dariusza na karę pozbawienia wolności, lecz dalsze trzymanie go w izolacji już po odbyciu tej kary. Uważamy, że o ile państwo może i powinno surowo karać sprawców przestępstw, o tyle przedłużanie kary na podstawie przepisów wprowadzonych z mocą wsteczną jest niedopuszczalne.

W przeszłości Trybunał zezwalał niekiedy na izolowanie sprawców przestępstw po odbyciu przez nich kary więzienia. Uzależniał to jednak od spełnienia dwóch warunków: po pierwsze, osadzony musi być rzeczywiście „chory umysłowo". Po drugie: miejsce, w którym przebywa, musi być dostosowane do prowadzenia odpowiedniej terapii.

– Nie jest jasne, w jakich przypadkach za „chorobę umysłową" mogą zostać uznane zaburzenia osobowości – przyznaje Szwed i tłumaczy: – Europejski Trybunał Praw Człowieka podkreśla, że ma wątpliwości co do tego, czy osobowość dyssocjalna lub dyssocjalne zaburzenie osobowości same w sobie mogą zostać uznane za „prawdziwą chorobę umysłową" w rozumieniu regulującej te kwestie konwencji.

Dariusz jest takim przypadkiem. Czasem jednak Trybunał orzekał, że zaburzenia osobowości mogą być uznawane za chorobę psychiczną, jeśli są połączone na przykład z dewiacjami seksualnymi bądź uzależnieniem od alkoholu. Przykładowo w sprawach „Petschulies przeciwko Niemcom" oraz „Bergmann przeciwko Niemcom" sąd uznawał te osoby za chore psychicznie (kwestie osobowości dyssocjalnej połączone z uzależnieniem od alkoholu).

– W skardze zwrócimy jednak uwagę, że przypadek pana Dariusza różni się od tych spraw, gdyż przebywając dziesięć miesięcy na wolności po opuszczeniu zakładu karnego, pan Dariusz postępował nienagannie: zawarł związek, znalazł pracę, nie łamał prawa. Naszym zdaniem sądy powinny były uwzględnić te okoliczności, oceniając, czy jego zaburzenia są na tyle poważne, by uzasadnić izolację, a nie opierać się wyłącznie na spekulacjach biegłych – dodaje Szwed.

Fundacja zamierza również zwrócić uwagę, że Dariusz niemal całą karę więzienia spędził poza systemem terapeutycznym. Trafił do niego dopiero na kilka miesięcy przed wyjściem na wolność, co może sugerować, że był to zabieg celowy, aby objąć osadzonego procedurą w ramach ustawy o osobach stwarzających zagrożenie.

W skardze zostaną podniesione także inne kwestie mające znaczenie dla sprawy, związane na przykład z warunkami panującymi w KOZZD czy uchwaleniem ustawy z mocą wsteczną.

Postępowanie przed ETPC może potrwać nawet kilka lat.

Koniec

Zbychu: – Boję się trochę wyjścia, nowego świata. Dziś mam pendrive, a nie umiem z niego skorzystać. Kiedyś przestraszyłem się kasownika w autobusie. Wyrwał mi z ręki bilet, nie wiedziałem, co się dzieje. Byłem przyzwyczajony do takich robiących dziurki. Chcę wyjść, mam jeszcze dla kogo żyć. Jest też osoba, z którą mogę spędzić resztę dni. Tak mi się przynajmniej wydaje…

Czas na odwiedziny dobiega końca. Ochroniarz otwiera drzwi, wstaję, Zbychu za mną.

– Będę uciekał – mówię.

– Ja jeszcze chwilę zostanę.

Imiona i nazwiska pacjentów (poza Mariuszem Trynkiewiczem) oraz ich rodzin zostały zmienione. Zmienione zostały także niektóre dane mogące umożliwić identyfikację ofiar bądź osób postronnych. Opisy przestępstw pochodzą z akt poszczególnych spraw oraz obserwacji i opracowań biegłych sądowych. Wszelkie podobieństwo do innych postaci i zdarzeń jest przypadkowe. Tekst został opublikowany w *Magazynie Wirtualnej Polski*.